U0053168

代中醫論叢・臨床診斷類

糖尿病中醫論治

余明哲 編著

東大圖書公司

國家圖書館出版品預行編目資料

糖尿病中醫論治／余明哲編著.－－初版一刷.－－
臺北市；東大，2003
　　面；　　公分－－(現代中醫論叢. 臨床診斷類)

ISBN 957-19-2740-6　(平裝)

1.方劑學(中醫) 2.針灸 3.糖尿病

414.65　　　　　　　　　　　　　　92018527

網路書店位址　http :∥ www. sanmin. com. tw

ⓒ　**糖尿病中醫論治**

編著者　余明哲
發行人　劉仲文
著作財
產權人　東大圖書股份有限公司
　　　　臺北市復興北路386號
發行所　東大圖書股份有限公司
　　　　地址／臺北市復興北路386號
　　　　電話／(02)25006600
　　　　郵撥／0107175-0
印刷所　東大圖書股份有限公司
門市部　復北店／臺北市復興北路386號
　　　　重南店／臺北市重慶南路一段61號
初版一刷　2003年11月
　編　　號　E 410310
　基本定價　肆元肆角
行政院新聞局登記證局版臺業字第○一九七號

有著作權，不准侵害

ISBN　957-19-2740-6　　(平裝)

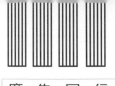

廣 告 回 信

台灣北區郵政管理局登記證

北台字第１０３８０號

（免 貼 郵 資）

104

臺北市復興北路三八六號

三民書局股份有限公司收

姓名：

性別：□男 □女

出生年月日：西元　　　年　　月　　日

地址：

電話：（宅）　　　　（公）

E-mail：

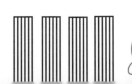

知識使你更有活力・閱讀使妳更有魅力
三民書局／東大圖書讀者回函卡

感謝您購買本公司出版之書籍，請您填寫此張回函後，以傳真或郵寄回覆，本公司將不定期寄贈各項新書資訊，謝謝！

職業：＿＿＿＿＿＿＿＿　教育程度：＿＿＿＿＿＿＿＿

購買書名：

購買地點：□書店：＿＿＿＿＿　□網路書店：＿＿＿＿＿
　　　　　□郵購（劃撥、傳真）　□其他：＿＿＿＿＿

您從何處得知本書？□書店　□報章雜誌　□網路
　　　　　　　　　□廣播電視　□親友介紹　□其他

您對本書的評價：

	極佳	佳	普通	差	極差
封面設計	□	□	□	□	□
版面安排	□	□	□	□	□
文章內容	□	□	□	□	□
印刷品質	□	□	□	□	□
價格訂定	□	□	□	□	□

您的閱讀喜好：□法政外交　□商管財經　□哲學宗教
　　　　　　　□電腦理工　□文學語文　□社會心理
　　　　　　　□休閒娛樂　□傳播藝術　□史地傳記
　　　　　　　□其他

有話要說：＿＿＿＿＿＿＿＿＿＿＿＿＿＿＿＿＿＿

（若有缺頁、破損、裝訂錯誤，請寄回更換）

復北店：台北市復興北路386號　TEL:(02)2500-6600
重南店：台北市重慶南路一段61號　TEL:(02)2361-7511
網路書店位址：http://www.sanmin.com.tw

編寫說明

　　糖尿病是當今嚴重威脅人類健康，影響人口質量的代謝性疾病，近年來，隨著生活水平的提高，飲食結構的改變，工作節奏的加快，以及老年化社會的來臨，糖尿病患病率正急劇增加。據世界衛生組織1998年5月發表的《1998年世界衛生報告》，到2025年全世界的糖尿病患者將增加1倍以上，達3億人之多。因此，糖尿病的防治已引起世界各地衛生工作者的極大關注。

　　中醫診治糖尿病歷史悠久，幾千年來已形成了較為完整的理論體系，積累了許多寶貴的經驗和豐富的資料，特別是歷代醫家以《內經》理論為基礎創制的諸多有效方劑，已成為診治糖尿病的主要手段。近幾十年來，當代醫家對本病的病因病機認識及治療日臻完善，並取得了可喜的臨床效果，如中藥的內服、外敷、針灸療法等對改善糖尿病臨床症狀，降低血糖、血脂，改善微循環及糖尿病慢性併發症的防治均有一定作用。為了進一步推動中醫藥在糖尿病治療上的運用，造福於廣大糖尿病患者，我們查閱了公開發行的大量文獻資料，收集了近20年來當代醫家診治糖尿病之名方、驗方、有效良方以及臨床效果顯著的針灸療法，並提供了這些方藥和療法的系統資料，本著「廣泛收集，精心篩選；名方之中，擇其高效；效方之中，取其優良」的原則編成本書，希望對廣大醫務工作者臨證有所裨益。

編　者

2003年3月

前　言

　　糖尿病是一種常見的內分泌代謝病，按病因可分為原發性及繼發性兩類。前者占絕大多數，有遺傳傾向；後者占少數，主要由於胰腺切除、胰腺炎、胰癌等引起的胰島素分泌不足所導致。原發性糖尿病其基本病理改變是由於胰島素絕對或相對不足，引起糖、脂肪、蛋白質和繼發的維生素、水、電解質等代謝紊亂，其特徵為血糖過高及尿糖升高，臨床上早期無症狀，發展到症狀期出現多尿、多飲、多食等症，並有疲乏、肥胖或消瘦等症群。久病者常伴發心血管、腎、眼及神經等病變，嚴重時發生酮症酸中毒、昏迷、乳酸性酸中毒而威脅生命，常易併發化膿性感染、尿路感染、真菌感染、肺結核等。由於抗菌素及胰島素的廣泛應用，死於酮症酸中毒、感染者已大為減少，主要死亡原因為心血管併發病，其次是腎臟病變。

　　原發性糖尿病按是否依賴胰島素為主又分為兩型：即胰島素依賴型糖尿病（又稱幼年型糖尿病或Ⅰ型糖尿病）和非胰島素依賴型糖尿病（又稱成年型糖尿病或Ⅱ型糖尿病）。Ⅰ型糖尿病臨床較少見，一般在 14 歲前發病，家族史少於Ⅱ型糖尿病，起病較驟，病情較重，常有明顯「三多一少」症狀，血漿胰島素濃度顯著降低，血糖較高，尿糖較多，用飲食治療或磺脲類藥物治療不能控制，必須注射胰島素治療，易併發酮症酸中毒，久病者影響生長發育而較矮小。Ⅱ型糖尿病臨床較常見，大多在 40 歲以後發病，多數有家族史，起病緩，症狀較輕，血漿胰島素濃度偏低、正常、偶或偏高，空腹血糖稍高或正常，糖耐量常降低，75% 以上不需注射胰島素治療，單用飲食治療或加用口服

降血糖藥物即能控制病情，較少併發酮症，病情控制不好者易併發腎臟、眼底和神經病變。

　　現代醫學對本病目前尚缺乏特別有效的治療措施，通常採用控制飲食，對症用藥。中醫認為本病主要由於素體陰虛，飲食不節，過食甘肥，復因情志失調，勞慾過度所導致。五臟虛衰是發病的基礎，氣陰兩虛是病機的關鍵，陰虛燥熱貫穿疾病的始終，並兼見氣滯、血瘀、水濕、痰濁等變證。本病早期多表現為陰虛燥熱，但很快轉入氣陰兩虛階段，此型患者症狀典型，氣陰兩虛又有脾腎氣虛、肝腎陰虛、肺胃氣陰兩虛等證型，患病日久，陰損及陽，出現陰陽兩虛。臨床上分為上、中、下三消，上消為肺熱津傷，症見煩渴多飲，口乾舌燥，尿頻量多，舌邊尖紅，苔薄黃，脈洪數；中消為胃熱熾盛，症見多食易饑，形體消瘦，大便乾結，苔黃，脈滑實有力；下消為腎陰虧損，症見尿頻量多，混濁如脂膏，口乾唇燥，舌紅脈數。一般情況下，臨床上常「三消」並見，略有偏重，因此，中醫治療常以「一消」為主，兼顧其他「二消」，並根據辨證分型，分別施以清熱潤燥，生津止渴，益氣養陰，活血化瘀，利水化濁，疏肝、健脾、補腎等方法，在治療上取得較好效果。

糖尿病 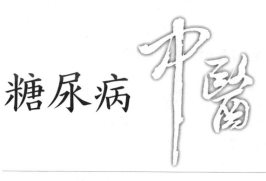 論治

目 次

編寫說明
前　言

上篇　中藥內服方

第一章　辨證分型類方藥㈠陰虛燥熱型　　3

1.梅花三黃湯	3	13.清熱滋陰方	18
2.消渴飲I號	4	14.地黃玄參湯	20
3.渴必消散膏	5	15.滋陰潤燥湯	21
4.柔肝益脾湯	6	16.二地降糖湯	22
5.育陰降糖湯	8	17.養陰活血湯	23
6.參精降糖散	10	18.玉女煎	24
7.金玉津液湯	11	19.神芎丸	26
8.滋陰活血湯	12	20.加味黃連阿膠湯	27
9.玉液湯	13	21.育陰湯	28
10.(劉氏)降糖湯	14	22.金津玉液湯	30
11.黃精湯	16	23.淮玉三消飲	31
12.滋水降火丹	17	24.(都氏)降糖散	33

第二章　辨證分型類方藥㈡氣陰兩虛型　　35

1.三黃消渴湯　　　　　　　35
2.活血降糖方　　　　　　　36
3.芪葛降糖湯　　　　　　　38
4.沙參消渴方　　　　　　　39
5.豬胰蛇蝎散　　　　　　　40
6.水蛭三黃湯　　　　　　　42
7.滋腑降糖飲　　　　　　　42
8.益氣滋腎湯　　　　　　　44
9.五倍子湯　　　　　　　　45
10.降糖抗粘方　　　　　　　47
11.資生湯　　　　　　　　　48
12.骨皮生脈湯　　　　　　　49
13.益氣養陰通脈湯　　　　　50
14.益氣養陰祛瘀方　　　　　52
15.（張氏）益氣養陰化瘀湯　53
16.（高氏）三參湯　　　　　54
17.（孫氏）消渴湯　　　　　56
18.參仙湯　　　　　　　　　57
19.（王氏）益氣養陰湯　　　58
20.消渴方　　　　　　　　　60
21.平糖飲　　　　　　　　　61
22.地黃飲子　　　　　　　　62
23.沙參麥冬湯　　　　　　　64
24.益安降糖散　　　　　　　65

25.滋陰活血湯　　　　　　　67
26.克糖飲　　　　　　　　　68
27.（蔣氏）三消湯　　　　　69
28.（伍氏）降糖飲　　　　　70
29.（張氏）益氣養陰湯　　　71
30.養陰化瘀丹　　　　　　　73
31.生津湯　　　　　　　　　74
32.降糖活血沖劑　　　　　　75
33.平消飲　　　　　　　　　77
34.金水相生飲　　　　　　　78
35.（滑氏）益氣養陰化瘀湯　80
36.黃連生地飲　　　　　　　81
37.芪芎消渴方　　　　　　　82
38.玉黃消渴散　　　　　　　83
39.五黃湯　　　　　　　　　84
40.益氣活血湯　　　　　　　85
41.兩滋湯　　　　　　　　　87
42.（王氏）三消湯　　　　　88
43.（梁氏）益氣養陰湯　　　89
44.芪麥湯　　　　　　　　　91
45.益氣降糖湯　　　　　　　92
46.蒼竹降糖飲　　　　　　　93
47.益氣湯　　　　　　　　　94
48.益氣滋陰活血湯　　　　　96

49. 消渴Ⅱ號方　　　　97　　52. （楊氏）降糖飲　　　101

50. （范氏）益氣養陰湯　98　　53. （龐氏）消渴湯　　　102

51. 三參降糖方　　　　99

第三章　辨證分型類方藥㈢肝氣鬱結型　　105

1. 加味逍遙散　　　　105　　3. 清肝瀉心湯　　　　110

2. 疏肝降糖方　　　　107　　4. 舒肝健脾活血湯　　111

第四章　辨證分型類方藥㈣脾虛型　　113

1. 參苓白朮散　　　　113　　12. 加味四君子湯　　　126

2. 愈消湯　　　　　　114　　13. 升清降糖方　　　　128

3. 益氣化瘀湯　　　　115　　14. 滋脾飲　　　　　　129

4. （張氏）加味二陳湯　116　　15. （孫氏）降糖散　　131

5. 加味溫膽湯　　　　117　　16. 健脾化瘀丹　　　　132

6. 健脾湯　　　　　　119　　17. 健脾利濕湯　　　　133

7. 健脾養陰湯　　　　120　　18. 健脾活血方　　　　134

8. 香附旋覆花湯　　　121　　19. 補益脾陰湯　　　　135

9. 健脾生津活血湯　　122　　20. 健脾化瘀方　　　　136

10. （魏氏）加味二陳湯　124　　21. 化濕降糖飲　　　　138

11. （陳氏）降糖湯　　125

第五章　辨證分型類方藥㈤腎虛型　　139

1. 滋腎降糖湯　　　　139　　5. 益本活血湯　　　　144

2. 滋腎蓉精丸　　　　140　　6. 葛粉六味湯　　　　145

3. 加味六味地黃湯　　141　　7. 滋腎降糖方　　　　146

4. 加味一貫煎　　　　142　　8. 加味金匱腎氣丸　　148

9.滋水清肝飲　　　150
10.滋陰活血湯　　　152
11.複方蠶蛾飲　　　153
12.溫腎化瘀湯　　　155
13.真武湯　　　156
14.加味六味地黃丸　　　157

15.六味生脈湯　　　159
16.芍芪湯　　　160
17.滋陰益腎湯　　　161
18.補腎降糖湯　　　162
19.健脾固腎湯　　　164

第六章　辨證分型類方藥㈥陰陽兩虛型　　　167

1.（李氏）降糖湯　　　167
2.調補陰陽湯　　　168

第七章　辨證分型類方藥㈦氣虛瘀血型　　　171

1.消渴降糖方　　　171
2.補陽還五湯　　　172

第八章　辨證分型類方藥㈧瘀血型　　　175

1.化瘀養陰湯　　　175
2.（徐氏）化瘀散　　　176
3.活血降糖湯　　　177
4.通絡化瘀湯　　　179
5.（姜氏）化瘀散　　　180
6.化瘀湯　　　181

7.桃紅湯　　　183
8.莪棱消渴方　　　184
9.化瘀溫陽湯　　　186
10.活血湯　　　187
11.複元活血湯　　　188

第九章　通治方與其他　　　191

1.四對降糖藥　　　191
2.三才降糖飲　　　192
3.（劉氏）三消湯　　　194
4.（薛氏）降糖飲　　　195

5.（常氏）降糖飲　　　196
6.消渴甘露飲　　　198
7.複方花葛飲　　　199
8.加味芪六一湯　　　200

9. 酸味愈消湯　202

10.（王氏）三參湯　203

11. 降糖Ⅰ號方　204

12.（張氏）降糖湯　205

13. 葛根參杞湯　206

14. 參雞甯湯　207

15. 加味白虎人參湯　208

下篇　針灸療法

處方1　213

處方2　214

處方3　215

處方4　216

處方5　217

處方6　219

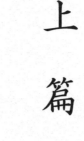

上篇

中藥內服方

第一章　辨證分型類方藥(一)
陰虛燥熱型

1.梅花三黃湯

【藥物組成】烏梅 10 克，花粉 12 克，黃芪 30 克，黃精 15 克，黃連 3 克。

【加減變化】頭暈加石決明、天麻；心悸加麥冬、五味子；胸悶加瓜蔞皮、枳殼；高血脂加山楂、丹參；皮膚感染加蒲公英、銀花；皮膚瘙癢加白鮮皮、紫草；視力減退加菊花、蠶砂；性功能減退加杜仲、桑螵蛸；便秘加麥冬、生大黃；噁心嘔吐加蒼朮、半夏；尿黃濁有熱臭味加萆薢、車前草。

【功效】益氣養陰，清熱生津。

【適應症】陰虛燥熱型糖尿病。

【用藥方法】每日 1 劑，水煎 2 次，每次服藥液 150 mL。

【臨床療效】治療糖尿病 130 例，其中顯效（臨床症狀消失，尿糖轉陰，空腹血糖降至 20 mg% 以下，連續觀察 3 個月，未見復發者）46 例，占 35.4%；有效（臨床症狀消失或減輕，尿糖"±"，空腹血糖有下降趨勢）81 例，占 62.3%；無效（症狀無改善，空腹血糖無下降）3 例，占 2.3%。總有效率為 97.7%。

【經驗體會】糖尿病屬中醫「消渴」範疇，其發病機理為「陰虛燥熱」。梅花三黃湯用烏梅酸、澀，生津止渴；花粉養胃生津，清肺潤

燥；黃芪補氣生血，生津止渴；黃精益脾胃，潤心肺；黃連清熱瀉火，止消渴而調胃厚腸。諸藥配伍，共奏益氣養陰，清熱生津之功。糖尿病以服用降糖藥劑量過大或過量，或節食過度而造成低血糖，較為常見，而本方黃芪益氣生血，黃精補中益氣，添精填髓，經現代研究有保護肝臟，防止肝糖元減少作用。與烏梅、花粉、黃連等酸收、苦降之品配伍，對血糖調節能起到雙向作用，使血糖處於動態平衡狀態。臨床應用中，未發現因服本藥而致低血糖與低血糖症，故久服無礙。

【資料來源】徐千里.〈梅花三黃湯治療糖尿病 130 例〉.《浙江中醫雜誌》, 1993, (2): 58。

2. 消渴飲 I 號

【藥物組成】黃連 10 克，知母 15 克，石斛 15 克，麥冬 10 克，地骨皮 15 克，生地 20 克，黃芪 20 克，天花粉 20 克，山藥 15 克，黃精 15 克。

【加減變化】胃熱熾盛重用黃連、知母；肺熱津傷重用黃連、天花粉。

【功效】清肺滋腎，益氣生津。

【適應症】陰虛燥熱型糖尿病。

【用藥方法】日 1 劑，水煎成 100 mL，每早晚各服 1 次。

【臨床療效】治療糖尿病 200 例，其中臨床控制（空腹血糖降至 6.8 mmol/L，尿糖 "－"）58 例；顯效（空腹血糖下降超過 3 mmol/L 以上）84 例；有效（空腹血糖下降，尿糖或酮體的 "＋" 數減少）40 例；無效（各項化驗指標均無改善）18 例。總有效率為 91%。血糖平均值治療前 15.8 mmol/L，治療後 7.2 mmol/L。尿糖平均值治療前 "＋＋＋"，治療後 "＋"。主要臨床表現有效率分別為多尿 93.2%，多飲 91.9%，

多食 89.4%，乏力 90.1%。平均療程為 30 天。

【經驗體會】消渴飲 I 號方中重用黃連、天花粉、知母，意在加強清肺胃之熱，生津降火之效。本方既有降低血糖和尿糖的作用，又有消除和改善糖尿病病人自覺症狀的作用，對糖尿病 II 型中肺燥津傷，胃火熾盛，腎陰虧虛等三型的治療效果較好，而對氣陰兩虛型則療效略差。本方僅針對消渴症辨症施治，不含對併發症的治療。

【資料來源】梁麗娟等。消渴飲 I 號治療糖尿病 200 例。《吉林中醫藥》，1993，(6)：11。

3.渴必消散膏

【藥物組成】渴必消散：冬蟲夏草、佩蘭葉、蒼朮、麥門冬、金銀花、黑玄參、北黃芪、生山藥；渴必消膏：生龜板、生鱉甲、五味子、地骨皮、熟地黃、生地黃、天門冬、麥門冬、烏梅肉、何首烏、潞黨參、川黃連、黑玄參、黃芪、茯苓、知母、澤瀉、白芍、苦參、葛花、浮萍、鮮山藥、河蚌粉、豬胰腺、麻油、黃丹、滑石粉。

【功效】潤燥養陰，疏調肺脾腎。

【適應症】陰虛燥熱型糖尿病。

【用藥方法】渴必消散組成之藥共研粉末，每服 4 克，蠶繭 10 個煎水沖服，每日早晚各服 1 次，28 天為 1 療程。渴必消膏以組成之藥為基質煉製，去火毒後攤塗 7×7 釐米硬質布上，每貼淨膏重 8 克，上消症狀明顯者貼臍部和雙側肺俞穴；中消症狀明顯者貼臍部和雙側脾胃俞穴之間；下消症狀明顯者貼臍部和雙側腎俞穴，7 天換 1 次。

【臨床療效】386 例中經治療痊癒 198 例，占 51.2%；顯效 97 例，占 25.2%；有效 48 例，占 12.4%；無效 43 例，占 11.2%。總有效率為 88.8%。

【經驗體會】糖尿病屬中醫「消渴」範疇，本組所治療的病例大多為Ⅰ型和Ⅱ型糖尿病的初期和中期。以陰虛為本，燥熱為標為主要證候特性，治療方法為在傳統的秘方基礎上，經進一步驗證改進配製出一組內外治結合的治療方法。「渴必消散膏」是以潤燥養陰，疏調肺、脾胃、腎為主旨。口服散劑方中除用大劑補腎潤燥、清熱養陰之品外，配以瀉火解毒、扶正之品，不但具有很好的降糖功能，而且對併發炎症的發生起到了較好的控制和治療作用。膏藥製劑是以滋陰補腎、降火、潤燥，調整機體加強體內各組織功能的多味藥物組成複方。通過藥性歸經及其協同作用敷貼體表經穴，供經絡通路以直接作用於相對的內臟，促使內部臟器恢復功能，從而達到糖尿病迅速治癒的目的。

內外治結合療法的共同作用，主要是通過調節臟腑整體作用，調整體內的代謝機能，使體內的糖、脂肪及蛋白質從紊亂狀態中自行調節達到生理平衡，從而使血糖、尿糖降低，消除煩渴、善饑、尿多及併發症，所以本方對三消Ⅰ、Ⅱ型糖尿病均有較好的效果。特別對初診未用過任何降糖藥物的輕中型患者，一般用藥1～2個療程即可達到痊癒的目的。本內外治結合療法治療糖尿病無任何毒副作用。

【資料來源】譚鳳森等。〈自擬「渴必消散膏」治療糖尿病386例療效觀察〉。《光明中醫雜誌》，1994，(4)：30。

4.柔肝益脾湯

【藥物組成】天花粉20克，荔枝核15克，石斛10克，玉竹10克，山藥10克，白芍10克，扁豆10克，蓮子肉10克，佛手10克，玫瑰花10克，代代花10克。

【加減變化】肝鬱火旺加蘆薈10克，青黛8克，菊花30克，黃芩10克；肺胃燥熱加蘆根10克，梔子10克，生石膏10克；陰虛內

熱加地骨皮 10 克，秦艽 10 克，鱉甲 10 克，銀柴胡 10 克；腎陰虧損加山萸肉 10 克，生地 10 克，丹皮 10 克，知母 10 克；血瘀加血竭 6 克，水蛭 6 克，赤芍 10 克；氣陰兩虛加太子參 10 克，黃芪 15 克，麥冬 10 克，龜板 10 克，五味子 10 克，何首烏 10 克。

【功效】柔肝解鬱，益陰健脾。

【適應症】陰虛燥熱型糖尿病。

【用藥方法】水煎服，日 1 劑，分 2 次溫服。

【臨床療效】治療糖尿病 61 例，其中臨床控制（空腹血糖 < 7.8 mmol/L，餐後兩小時血糖 < 11.1 mmol/L，症狀基本消失）12 例，占 19.7%；顯效（空腹和餐後兩小時血糖有一項達臨控值，另一項未達臨控值或無變化，症狀大部分緩解）6 例，占 9.8%；有效（空腹和餐後兩小時血糖未達臨控值或無改變，症狀部分緩解）33 例，占 54.1%；無效（血糖和症狀均無改善）10 例，占 16.4%。總有效率為 83.6%。

【經驗體會】關於糖尿病病因，中醫早有精闢論述。《儒門事親・劉河間三消論》云：消渴者……以耗亂精神，過違其度，……之所成也。《丹溪心法・消渴篇》云：酒面無節，酷嗜炙煿……渴飲水漿而不能自禁。可見本病病因與情志失調，飲食不節有關。五志過極、肝木疏泄無度，肝強侮土則易耗泄脾之氣陰，脾土重衰。飲食不節致病，乃過食膏粱肥甘，久易勞傷脾土，使脾之氣陰漸怯，積弱而損。現代醫學也認為，過強的精神刺激和長期的高血糖、高脂血症，反覆刺激胰島素分泌，使胰島 β 細胞勞損和衰竭，誘發和加重糖尿病，因此本病的發生過程責之於肝脾。

脾為運化之臟，承水穀精微吸收、輸布和轉化之用。因肝強侮土和飲食傷脾，脾之氣陰俱虛，運化功能受損而轉化無力。水穀精微失脾之轉化，不能濡養正氣，聚生熱毒而內搏五臟。熱毒薰蒸於上焦則

肺燥津傷，煩渴多飲；稽留中焦則胃熱熾盛，消穀善饑；淫於下焦則腎陰虧損，腎失固藏，溲量頻多或飲一溲一。氣血津液均受熱毒之灼，病久勢必陰虧氣耗、氣陰兩虛或津燥不行，氣血凝滯、氣虛血瘀。故本病病機主要為脾失轉化，病機特點是陰虧為本，燥熱為標，標本可相互影響。

從肝脾論治糖尿病乃從本求因之法，以柔肝益脾為主，滋陰以治本，清熱以治標。臨床觀察表明，基本方有柔肝解鬱，益陰健脾之長，無耗氣傷陰之弊。以此方隨症加減，標本兼治，對控制血糖和緩解症狀有較好的治療效果。

【資料來源】李若鈞。〈從肝脾論治糖尿病 61 例臨床觀察〉。《山西中醫》，1995，(1)：30。

5.育陰降糖湯

【藥物組成】麥飯石 30 ～ 50 克（先煎），生石膏 30 ～ 60 克，烏梅 20 克，天冬 15 ～ 30 克，玄參 15 ～ 30 克，甘杞子 20 克，蒼朮 10 ～ 20 克，僵蠶 15 ～ 30 克，地骨皮 15 ～ 30 克，羊帶歸 10 ～ 20 克，雞內金 15 克，金剛刺 15 ～ 30 克，玉竹 20 ～ 50 克。

【加減變化】疲乏易汗者加黃芪、黃精；大便乾結者加淡大雲或紫菀；咳嗽咽痛者加桑葉、桑白皮；尿多頻數者加桑螵蛸、山萸肉；大便溏薄者加苡仁、白朮、芡實；多食善餓者加熱地、黃連；合併肺結核者加百部、白芨；生瘡瘍者加銀花、蒲公英；皮膚瘙癢者加白鮮皮、地膚子；寐差者加柏子仁、炒棗仁；血壓偏高者加葛根、夏枯草；眼底出血者加紫草、生地；合併白內障者加木賊草、穀精草；血脂偏高者加山楂、丹參；尿糖不穩定者加黃精、生地、黃芪；尿糖不降者重用酸甘化陰之品的烏梅、生地、五味子；血糖持續不降者應用清胃

熱的石膏、知母；血酮偏高者應用生地、黃連；尿中出現酮體者加生地、白朮、茯苓。

【功效】滋陰清熱，潤燥生津。

【適應症】中老年陰虛燥熱型糖尿病。

【用藥方法】水煎服，日 3 服。

【臨床療效】治療 82 例中老年糖尿病患者，其中痊癒（臨床症狀和體徵消失，尿糖陰性，血糖穩定在 3.9 ～ 6.6 mmol/L 而超過 1 年）44 例，占 53.6%；顯效（臨床症狀消失，體質基本恢復，尿糖"－"～"＋"，空腹血糖＜ 6.6 mmol/L，並穩定在半年至 1 年）33 例，占 40.3%；無效（經治療 10～30 天，一般症狀有所改善，或無改變，尿糖呈陽性，血糖持續不降者）5 例，占 6.1%。總有效率為 93.9%。治癒後的患者，均是在 6 個月之內，每月復查 1 次空腹血糖，6～12 月每兩個月復查 1 次空腹血糖，治癒時間最短的是 1 年，最長的是 5 年，其中有 11 例血糖不穩定，通過本法再次治療，又恢復正常。

【經驗體會】目前普遍認為糖尿病是一組多種原因引起糖、脂肪和蛋白質代謝紊亂，以高血糖為共同特點，進而導致多個系統、多個臟器損害的綜合徵。筆者根據本病多由氣陰兩虛、燥熱內生、陰津虧耗的特徵，擬育陰降糖湯具有扶正、養陰、清熱、潤燥、生津、降糖之效能，方中知母、石膏、天冬清熱養陰，生津止渴；羊帶歸有小毒，能降血糖；雞內金功在健脾生津，除煩化滯，本品由蛋白質構成，有助胰島素的分泌協調作用。取祝氏蒼朮玄參為伍，治療本病有效，其蒼朮主要成分為蒼朮醇、蒼朮酮及多種維生素，玄參含植物醇、生物鹼、脂肪酸、維生素 A 等，兩藥合用，一潤一燥，相互制約，相互促進，共建降糖之功。中老年糖尿病患者，多有陰血不足，而膽固醇偏高，甘杞子既有滋陰益腎之效，又有降低血糖、膽固醇的作用。加入大劑量麥飯石，本品甘溫，無毒無害，含有鉀、鈉、鐵、鋅等 18 種人

體必需的礦物質和微量元素，具有調節人體新陳代謝，促進機體生長、發育，增強免疫力的作用。同時，鋅又能刺激胰島細胞，使之功能以臻正常，故諸藥為伍，用治本病，多獲佳效。

【資料來源】吳洪齡等。〈育陰降糖湯治療 82 例中老年糖尿病臨床觀察〉。《江西中醫藥》，1995，⑹：26。

6.參精降糖散

【藥物組成】黃精 60 克，西洋參 7 克，黨參 7 克，山萸肉 15 克，枸杞子 30 克，黃連 5 克，澤漆 10 克，麥冬 30 克，沙參 20 克，生山藥 40 克。

【功效】益氣養陰，清熱生津。

【適應症】陰虛燥熱型糖尿病。

【用藥方法】上方 3 日 2 劑，20 劑後改用消渴散，每晚 10 克，連服 2 個月。

【臨床療效】治療 105 例，所有患者症狀消失，化驗檢查空腹血糖、尿糖均為陰性。

【經驗體會】糖尿病屬中醫「消渴」範疇，臨床以多飲、多食、多尿、消瘦及血糖、尿糖升高為特點。多因飲食不節，情志失調，房勞傷腎或過服溫燥藥物，過食辛熱之品所致。其病理主要為陰液虧損，燥熱內生，故治療宜清熱生津，益氣養陰，本方遵《內經》「熱淫所勝，治以甘苦」的原則，取補氣增液，養陰清熱為法，可謂水盛者火自滅，津充者燥自除。鑑於臨床患者多飲、多尿、消瘦等症，筆者認為治療上如重在滋陰清熱，陰氣必受遏制，若重在益氣消補，則必致陰耗熱灼，為求並治，治諸症之法故選用黨參、花粉益氣滋陰以化源；取黃連、澤漆之苦寒清熱，釜底抽薪，以求攻補兼施，陰平陽秘；以熟地、

枸杞子等滋陰之品，壯火之主以鎮陽光。其次不可忽視護理方面，節制飲食，調和情慾。否則「縱有金丹，亦不可救」。本方有明顯的降低血糖、尿糖含量，並對兼症有顯著療效。

【資料來源】魏潤華。〈參精降糖散治療糖尿病 105 例臨床觀察〉。《中醫藥研究》，1996，⑴：21。

7. 金玉津液湯

【藥物組成】黃芪、山藥、葛根、丹參、玄參、王不留行、生地、五味子、茯苓、黨參、生石膏、麥冬、黃連、蒼朮。

【加減變化】血糖不降者加清熱涼血的知母、石膏、丹參、梔子、牛膝；尿糖不降者加酸甘化陰的天花粉、生地、烏梅、生牡蠣；善饑多食者加滋陰抑胃的熟地、丹皮、山萸肉；尿酮體陽性者加清熱解毒的地骨皮、黃芩、連翹。

【功效】滋陰清熱，潤燥。

【適應症】陰虛燥熱型糖尿病。

【用藥方法】每日 1 劑，水煎服。

【臨床療效】30 例患者治療時間最長 22 週，最短 2.5 週，其中痊癒（「三多」症狀消失，消瘦漸復，血糖、尿糖、尿酮體檢驗降為陰性）12 例，占 40%；有效（「三多」症狀有明顯的改變，血糖、尿糖檢驗時高時低）16 例，占 53.33%；無效（「三多」症狀改善不明顯或無改善，血糖、尿糖通過 3 次檢驗正、負不超過 0.3 ～ 0.6 mg/L）2 例，占 6.67%。總有效率為 93.33%。

【經驗體會】由於「三消」之症，有一消單見，二消兼見，三消皆見者。雖然它們的病情、症候不同，但是都與肺、胃、腎臟有關，其病因病機為陰虛及氣、燥熱。《景岳全書·三消乾渴》說：「凡治消

之法，最先當辨虛實。若察其脈證，果為實火，致耗津液者，但去其火，則津液自生而消渴自止。若由真水不足，則悉屬陰虛，無論上中下，急宜治腎，必使陰氣漸充，精血漸復，則病自愈。若但知清火，則陰無以生，而日見消敗，益以困矣。」中醫基礎所說，治病先固於本，本強標可自癒。筆者採用金玉津液湯在臨床運用中，以滋陰益氣養陰治本，清熱潤燥以治標，取得了滿意療效。

【資料來源】尉凱濱。〈金玉津液湯治療糖尿病 30 例臨床觀察〉。《中醫藥研究》，1996，(2)：16。

8.滋陰活血湯

【藥物組成】黃芪、當歸、桃仁、紅花、花粉、知母、生地、玄參、枸杞子、山藥、山茱萸、熟地黃、葛根。

【加減變化】煩渴多飲、口乾咽燥屬肺熱津傷者加黃芩、麥冬；多食易饑屬胃熱熾盛者加黃連、石膏；尿頻量多、四肢不溫屬陽虛者加桂枝、肉桂；胸悶者加川芎、瓜蔞、丹參；目糊者加石斛、穀精草；眩暈者加天麻、鉤藤。

【功效】滋陰活血通脈。

【適應症】陰虛燥熱夾瘀型 II 型糖尿病。

【用藥方法】水煎服，日 1 劑，分 2 次溫服。

【臨床療效】治療 II 型糖尿病 56 例，其中控制良好者（臨床症狀消失，查尿糖陰性，空腹血糖在 5.6 mmol/L 以下，隨訪 2 年無復發者）27 例；顯效（臨床症狀消失，查尿糖陰性，空腹血糖在 6.4 mmol/L 以下，隨訪半年無復發者）18 例；好轉（臨床症狀基本消失，查尿糖陰性或弱陽性，空腹血糖有所降低者）7 例；無效（臨床症狀和化驗檢查無改變或加重者）4 例。總有效率為 92.8%。

【經驗體會】糖尿病屬中醫「消渴」範疇。其總的病機為陰虛燥熱，而熱灼津液易致成瘀。因此，在治療上，無論上、中、下三消均應從滋陰清熱活血著眼。滋陰活血湯中，知母、花粉、玄參滋陰清熱而潤燥；二地滋陰補腎；山茱萸酸溫滋腎益肝；山藥滋腎補脾；黃芪大補脾胃之元氣，使氣旺以促血行，配以當歸養血活血；桃仁、紅花活血化瘀；葛根升清陽、輸津液以溉五臟。綜觀全方，肺脾腎互濟，氣陰雙補，協調陰陽，活血通脈，從而取得良效。

【資料來源】李兆秋。〈滋陰活血湯治療II型糖尿病 56 例〉。《湖北中醫雜誌》，1996, (3): 9。

9.玉液湯

【藥物組成】黃芪 50 克，山藥 50 克，知母、雞內金、葛根、花粉各 15 克，五味子 10 克。

【加減變化】頭昏目眩，頭痛者加鉤藤、白蒺藜、石決明；腰膝酸軟，視物昏花者加枸杞、生地；足跟疼痛，痛不可及者加忍冬藤、伸筋草；面浮肢腫，四肢厥冷者加附片、鹿角膠、茯苓皮；胸悶氣憋，心悸不寧，舌質淡紫有瘀斑者加丹參、赤芍、檀香。

【功效】益氣生津、潤燥止渴。

【適應症】陰虛燥熱型糖尿病。

【用藥方法】每日 1 劑，水煎，連服 10 ~ 15 劑。

【臨床療效】治療糖尿病 50 例，其中痊癒（多飲、多食、多尿消失，體重增加，尿糖、血糖正常者）9 例，占 18%；好轉（多飲、多食、多尿消失，尿糖基本正常，血糖 6 ~ 9 mmol/L 者）39 例，占 78%；無效（「三多症」無明顯改善，尿糖、血糖無好轉者）2 例，占 4%。總有效率為 96%。對治療後 1 年者 18 例，2 年者 5 例，5 年以上

者 12 例，分別進行了隨訪，患者未見多飲、多食、多尿之症，體重增加，尿糖、血糖基本正常。

【經驗體會】玉液湯是張錫純創立的經驗方。本方具有益氣生津、潤燥止渴作用。方中山藥補脾固腎以止便數，潤肺生津而止口渴；黃芪升陽益氣，助脾氣上升，復其散精達肺之職，《名醫別錄》亦言黃芪能止渴，二者共為君藥。筆者認為，玉液湯治療糖尿病的關鍵是黃芪、山藥起主要作用，用量必須加重，方能達到藥專力宏之功效，當然方中另 5 味藥也能起到協同之作用。另外，治療糖尿病應以本方作為基本方加上「食療」方才能使療效更能持久。食療方：春天，配以葛根適量，磨成粉，加溫開水調成糊狀服之，有生津止渴之功；夏天，配以玉米鬚 1 兩，瘦豬肉 2 兩，共煮湯熟後去渣，飲湯食肉，適用於各型糖尿病；秋天，配以南瓜半斤，西洋參 2 克共煮湯熟食用，有滋陰潤燥之功；冬天，配以豬胰 30 克，山藥 50 克，共煮湯，熟後飲湯，適用於各類糖尿病。除此以外，還應結合患者的病情、體重、年齡、工作性質，有無併發症等情況，計算其每日所需熱卡和各種營養成分的含量，對其實施因人而異的辨證論治，方可達到「扶正祛邪」的治療效果。

【資料來源】定明陽。〈玉液湯治療糖尿病 50 例報告〉。《實用中醫內科雜誌》，1996,(4): 34。

10.（劉氏）降糖湯

【藥物組成】烏梅 10 克，黃芪 30 克，生地、生山藥、花粉各 20 克，丹皮、丹參各 15 克，黃連 3 克。

【加減變化】口乾渴明顯加沙參、葛根、麥冬；頭暈加天麻、石決明；乏力、汗多加黃精、五味子；手足心熱加知母、地骨皮；小便

頻數加益智仁、桑螵蛸；便乾加瓜蔞仁、火麻仁；高血脂加山楂、首烏；視物模糊加菊花、杞子；合併皮膚感染加銀花、地丁、蒲公英、黃柏。

【功效】益氣生津，清熱化瘀。

【適應症】陰虛燥熱型糖尿病。

【用藥方法】每日 1 劑，1 個月為 1 療程，2～3 個療程後觀察。治療期間，仍控制飲食，原西藥降糖藥繼續服用。

【臨床療效】顯效（臨床症狀基本消失，2～3 個療程後停用西藥降糖藥物，空腹血糖降至正常，或比治療前下降 50% 以上，尿糖 "±"）10 例；有效（症狀明顯改善，逐步停用西藥降糖藥物，空腹血糖比治療前下降 20% 以上，尿糖 "＋"）10 例；無效（經 2 個以上療程治療，症狀無改善，血糖、尿糖無下降）1 例。總有效率為 95.2%。

【經驗體會】本組患者，除見口渴欲飲、頭暈乏力等氣陰兩虧症以外，常伴見心煩面赤、易饑、手足心熱等燥熱症候，故辨證為陰虛燥熱型。此類患者多有病情反覆，病程日久，服西藥無效或少效等特點。筆者在維持原治療基礎上，給予降糖湯隨症加減，一般在 2～3 個療程後，臨床症狀、血糖、尿糖高的情況大多有顯著改善。所擬「降糖湯」，以烏梅、生地、山藥、花粉酸甘化陰、甘寒生津；重用黃芪補氣生血、生津止渴，少佐黃連苦降清熱；病久多瘀，而輔以丹皮、丹參滋陰養血、化瘀活血。全方具有益氣生津、清熱化瘀功效。據研究，生地、黃芪、花粉、山藥、麥冬、丹參等具有良好的降低血糖、尿糖的作用。

【資料來源】劉洪鈞。〈自擬降糖湯治療陰虛燥熱型糖尿病 21 例〉。《上海中醫藥雜誌》，1997，(1)：16。

11.黃精湯

【藥物組成】黃精 20 克，丹參 15 克，葛根 30 克，淮山 15 克，枸杞 15 克，太子參 30 克，地骨皮 20 克，苡仁 20 克，茯苓 15 克，扁豆 15 克，大黃 6 克，三七 3 克。

【功效】補腎滋陰清熱。

【適應症】陰虛燥熱型糖尿病。

【用藥方法】每日 1 劑，水煎分 2 次服，療程 30 天。

【臨床療效】治療 30 例，其中顯效（治療後症狀基本消失，空腹血糖＜ 7.2 mmol/L，餐後 2 h 血糖 8.3 mmol/L，24 h 尿糖定量＜ 10.0 克，或血糖、24 h 尿糖定量較治療前下降 30% 以上）14 例；有效（治療後症狀明顯改善，空腹血糖＜ 8.3 mmol/L，餐後 2 h 血糖＜ 10.0 mmol/L，24 h 尿糖定量＜ 25.0%，或血糖、24 h 尿糖定量較治療前下降 10% 以上）10 例；無效（治療後症狀無明顯改善，血糖、尿糖下降未達到上述標準）6 例。總有效率為 80%。

【經驗體會】糖尿病屬中醫「消渴病」範疇。多因素體陰虛，飲食不節，復因情志失調，勞慾過度導致肺胃燥熱，消爍陰津而成，為本虛標實之證。治當補腎滋陰清熱。黃精湯方中黃精、枸杞滋陰補腎；山藥、太子參、苡仁、茯苓、扁豆補脾；地骨皮、大黃瀉肺胃之火；葛根生津止渴；丹參、田三七活血化瘀。諸藥配合，共奏補腎滋陰清熱之效。在服藥的同時要嚴格控制飲食，注意飲食調理。另外在治療過程中，筆者發現病程與療效有一定的關係，病程短的臨床治癒率高。

【資料來源】石力軍。〈黃精湯治療糖尿病 30 例〉。《湖南中醫雜誌》, 1997, (3): 43。

12.滋水降火丹

【藥物組成】生地黃、山藥、山萸肉、麥冬、葛根、生石膏、知母、黃柏、鬼箭羽、丹參、元參。

【加減變化】消食善饑甚者加熟地、黃連；腰膝酸痛加桑寄生、續斷；心悸失眠加牡蠣、柏子仁、炒棗仁；伴高血壓加鉤藤、石決明；小便頻數如脂膏加桑螵蛸、山萸肉；腸燥津傷便秘加大黃、火麻仁；伴冠心病心絞痛者加瓜蔞、三七參；視力障礙加菊花、枸杞子；大便溏泄者加白朮、炒芡實、蒼朮；口乾咽燥甚者加玉竹、天花粉。

【功效】滋陰清熱、補水制火。

【適應症】陰虛燥熱型Ⅱ型糖尿病。

【用藥方法】上藥共研細末，裝入"0"號膠囊，每粒0.5克，每次6粒，日服3次。1個月為1療程。

【臨床療效】50例經治1～4個療程後，其中治癒（症狀消失，實驗室檢查多次正常）12例，占24%；好轉（主要症狀及有關實驗室檢查有改善）35例，占70%；無效（症狀及實驗室檢查無變化）3例，占6%。總有效率為94%。

【經驗體會】糖尿病乃中醫「消渴」範疇。其病理特徵是陰津虧損，燥熱內生。陰津愈損，燥熱愈甚，燥熱甚更能灼傷津液，如此往復，故日久終成不治。而陰津虧損之源，乃在於腎，腎為水火之臟，寓元陰元陽，真陰虧損，腎水不足，龍雷之火升騰，上灼津液，火因水竭而益烈，水因火烈而益乾，胃津枯竭，五臟乾涸，消渴之病則成。故本病陰虧為本，燥熱為標，其源在腎，其流在胃。治宜補腎水陰津之虛，抑相火升騰之熱，除胃腸燥熱之甚，濟人身正氣之衰。滋陰以清熱，補水以制火，故稱「滋水降火丹」。方中生地黃、山藥、麥冬、

山萸肉、葛根滋水補腎，生津降火，養陰清肺；生石膏生津止渴，清
泄肺胃，雖大寒但味辛甘而無苦燥傷陰之虞，知母雖苦寒，但質滋潤，
並能清熱生津，二藥相伍，具有較好降糖作用；鬼箭羽、丹參活血化
瘀，血行津布則燥熱可解，瘀化氣暢則陰液自生；黃柏、元參滋陰降
火、清熱解毒。諸藥合奏有滋陰清熱、補水制火之功，恰合消渴病機，
故獲佳效。

【資料來源】姬雲海。〈滋水降火丹治療II型糖尿病 50 例小結〉。《國醫論壇》，
1997, (5): 42。

13.清熱滋陰方

【藥物組成】生地黃 30 克，生石膏 30 克，黃連 l0 克，麥門冬 15 克，
知母 12 克，桑白皮 30 克，地骨皮 15 克，玄參 15 克，玉竹 12 克，天
花粉 30 克，川牛膝 15 克。

【加減變化】伴有明顯氣虛症狀者加黃芪、太子參；大便秘結者
加熟大黃、瓜蔞仁；合併冠心病者加赤芍、川芎、桃仁、丹參。

【功效】清熱滋陰。

【適應症】陰虛燥熱型糖尿病。

【用藥方法】每日 1 劑，水煎 2 次分服。30 d 為 1 療程，2 個療
程後觀察療效。另外根據病人的性別、年齡、身高、體重、職業、勞
動強度、生活習慣，精確計算每天所需總熱量及糖、蛋白質、脂肪的
數量，指導病人合理搭配與制訂食譜，合理分配餐次及比例，糾正不
良飲食習慣，禁止吸菸、飲酒。

【臨床療效】經用上方及嚴格控制飲食治療後，「三多」症狀大多
明顯減輕或消失，而且起效時間快，一般在 7 ～ 14 d 發生變化。64 例
患者症狀完全消失者 52 例，占 81.25%；症狀部分改善者 10 例，占

15.63%；無改善者 2 例，占 3.13%。治療前空腹血糖平均 11.50 mmol/L，治療後平均 7.12 mmol/L；餐後 2 h 血糖治療前平均 18.78 mmol/L，治療後平均 11.5 mmol/L；24 h 尿糖定量治療前平均 46.0 克，治療後平均 12.3 克。根據療效評定標準，顯效（治療後症狀基本消失，空腹血糖降至 < 7.20 mmol/L，餐後 2 h 血糖 < 8.30 mmol/L，24 h 尿糖定量 < 10 克，或血糖、24 h 尿糖定量較前下降 30% 以上）28 例，占 43.75%；有效（治療後症狀明顯改善，空腹血糖降至 < 8.30 mmol/L，餐後 2 h 血糖 < 10.00 mmol/L，24 h 尿糖定量在 10 ～ 25 克，或血糖、24 h 尿糖定量較前下降 10 ～ 29% 者）31 例，占 48.44%；無效（經 2 個月以上治療，血糖、尿糖下降未達到有效標準者）5 例，占 7.81%。總有效率為 92.19%。

【經驗體會】消渴病初起多以多飲、多食、多尿、身體消瘦為主要症狀，其病機以素體陰虛兼有燥熱，致使肺燥陰傷，胃熱偏盛。針對病機特點，採用清熱滋陰法為主，方中生石膏、知母、黃連清胃瀉火；桑白皮、地骨皮瀉肺清熱；生地黃、麥冬、玄參、玉竹、天花粉滋陰清熱，生津止渴；川牛膝導熱下行。諸藥合用，共起清瀉肺胃之熱、滋陰生津止渴之功。現代藥理研究證實，方中絕大部分藥物還兼有降血脂（黃連）、降血壓（生地黃、黃連、牛膝）、擴張心腦血管（玄參、黃連、生地）等功能，並有促進血液循環、改善微循環等作用。

初發患者症狀比較明顯，一但確診後，病人精神比較緊張，單靠控制飲食治療病人不容易接受，故採用中藥加控制飲食治療，療程結束後病人症狀得到明顯改善，飲食及生活習慣得到糾正，空腹及餐後血糖、24 h 尿糖得到良好控制，然後根據其病情給予適當降糖藥物，達到長期控制的目的。

【資料來源】廉波等。〈清熱滋陰法與飲食控制治療初發II型糖尿病 64 例〉。《安徽中醫臨床雜誌》，1997，(6)：285。

14.地黃玄參湯

【藥物組成】生地黃 20 克，玄參 15 克，知母 10 克，麥冬 20 克，蠶繭殼 20 只，生山藥 20 克，澤瀉 10 克，生黃芪 20 克，茯苓 10 克，蒼朮 10 克。

【功效】滋陰清熱，健脾祛濕，補肺生津，益腎攝精。

【適應症】陰虛燥熱型糖尿病。

【用藥方法】每日 1 劑，早晚各煎服 500 毫升，10 天為 1 療程。

【臨床療效】服藥 1 ～ 2 個療程，30 例患者控制（症狀消失，血糖尿糖連續檢查 3 個月均正常）20 例；顯效（症狀消失，血糖尿糖下降至接近正常）8 例；有效（症狀改善，血糖尿糖有所下降）1 例；無效（症狀及血糖尿糖無明顯改善）1 例。總有效率為 96.7%。

【經驗體會】本病發病機理在於臟腑功能失調，內熱自生且可累及三焦。熱灼津傷，內不得灑陳臟腑，外不得濡養肌膚，故出現口渴、多飲、多食、多尿、消瘦、乏力等症狀。中焦失運，下焦不藏，精氣下注，故又尿濁味甜；進而陰精虧虛，目失充養，可致目盲；氣血大傷，營衛不和，可發瘡腫；久之陰枯陽竭，陰陽離決，終至死亡。地黃玄參湯方中地黃、玄參、知母、麥冬、蠶繭殼具有滋陰增液、清熱瀉火作用，用之可撤其火熱，復其陰津；茯苓、澤瀉清利濕熱，蒼朮健脾燥濕，合而可使中焦和而津液自生；生山藥、生黃芪具有健脾和胃、補肺益腎、益氣攝精之功，以之可攝製精微物質不致泄出，復其陰精而渴自止。現代藥理研究表明方中除山藥、蠶繭殼無降血糖作用，而古方醫籍有治療消渴記載外，其餘藥物均有一定的降血糖作用。本方隨症加減變化，亦可應用於糖尿病合併皮膚感染、肺部感染及動脈硬化等症。但必須注意飲食調養，戒酒忌房事、忌食大米、及食糖，

同時保持精神愉快。

　　【資料來源】王雙明。〈地黃玄參湯治療糖尿病 30 例〉。《中國鄉村醫藥》，1998，(3)：12。

15.滋陰潤燥湯

　　【藥物組成】玄參 15 克，麥冬 10 克，生地 15 克，葛根 15 克，五味子 6 克，蒼朮 15 克，黃連 5 克，黃芪 15 克，淮山 10 克。

　　【加減變化】燥熱偏甚者，症見口乾明顯、口舌生瘡、舌紅少苔、脈細數，加生石膏 20 克；陰損及陽，陰陽兩虛者，症見神疲畏冷、腰膝酸軟、夜尿增多、脈沉弱，加益智仁 6 克，仙靈脾 10 克；糖尿病併發心血管疾病、周圍血管疾病、末梢神經疾病等多兼有瘀血內阻，加丹參 20 克，赤芍 15 克；糖尿病併發視網膜病變者加木賊草 10 克，穀精草 10 克。

　　【功效】滋陰潤燥。

　　【適應症】陰虛燥熱型糖尿病。

　　【用藥方法】上藥每日 1 劑，水煎分 2 次溫服，2 週為 1 療程，最長觀察 2 個療程。服藥期間每日查尿糖，每療程結束復查空腹血糖。

　　【臨床療效】治療 24 例，其中顯效（臨床症狀消失，空腹血糖降至正常，尿糖 0 ～ "±"）16 例；有效（臨床症狀明顯改善，空腹血糖未降至正常，但較治療前下降 20% 以上，尿糖 "＋"）7 例；無效（臨床症狀無明顯改善，空腹血糖下降不明顯）1 例。總有效率為 95.8%。

　　【經驗體會】糖尿病是一種代謝內分泌病，早期無症狀，症狀期出現「多飲、多食、多尿、消瘦」等症狀。多由先天不足或後天失調、膏粱厚味、房事失節或感受外邪、化熱傷陰，使陰津虧耗、燥熱內生、臟腑失養而成。其病機總屬「陰虛燥熱」，以陰津虧損為本，燥熱內盛

為標。又因「久病必瘀」,「陰損及陽」,故此病日久可兼見瘀血阻絡,或陰陽兩虛之證。從而出現糖尿病併發心血管疾病、周圍血管疾病、末梢神經疾病、視網膜病變及腎臟疾病等。

本病治療,歷代醫家分為「上、中、下」三消分別論治,上消多飲屬肺,中消善饑屬胃,下消多尿屬腎。但臨床有上消多飲者,必有下消多尿,又如疾病早期,患者尚無明顯症狀,無證可辨。所以三消分治,實屬勉強。筆者認為,臨床只有抓住「陰虛燥熱」之總病機,以「滋陰潤燥」為基本治療大法,隨症加減,才可獲得滿意療效。

此外,此病治療期間,原已使用降糖西藥不可驟然停用,因從目前臨床現狀來看,中藥還不足以完全取代西藥的降糖作用。而中西醫結合治療,特別是對治療單用西藥難以控制的糖尿病療效較好,且能減少西藥用量,從而避免大劑量西藥可能出現的副作用。待病情穩定後,逐漸減少西藥用量,以免復發。

【資料來源】龍軼謀。〈滋陰潤燥法治療糖尿病 24 例〉。《湖南中醫藥導報》, 1998, (3): 25。

16.二地降糖湯

【藥物組成】生地 10 克,地骨皮 15 克,南沙參 12 克,麥冬、知母、僵蠶各 10 克,苦參 15 克,生石膏 (先煎) 30 克,青黛 5 克 (包)。

【加減變化】腰膝酸軟加枸杞子、巴戟天;肢體無力或腫脹加蒼朮、牛膝;自汗盜汗加癟桃乾、浮小麥;納呆痞滿加生山楂、茯苓。所有患者均按糖尿病病人要求控制飲食,勞逸適度。

【功效】養陰生津、潤燥清熱。

【適應症】陰虛燥熱型非胰島素依賴型糖尿病。

【用藥方法】每日 1 劑,水煎服。1 個月為 1 療程。

【臨床療效】治療 60 例，其中治癒（症狀消失，實驗室檢查多次均正常）16 例；好轉（主要症狀及有關實驗室檢查較前改善）39 例；無效（臨床症狀及實驗室檢查無變化或加重）5 例。總有效率為 91.67%。

【經驗體會】非胰島素依賴型糖尿病當責之為絕對或相對胰島素分泌不足所導致的糖代謝紊亂，表現為高血糖、高尿糖，葡萄糖耐量減低，胰島素分泌釋放異常。中醫認為其主要病機為陰虛燥熱，以陰虛為本，燥熱為標，日久則氣陰兩虛。故如《臨證指南醫案‧三消》所言：「三消一證，雖有上中下之分，其實不越陰虛陽亢，津涸熱淫而已。」臨證當以養陰生津、潤燥清熱為大法。二地降糖湯汪履秋中醫師之驗方，藥用地骨皮清肺潤燥，生地滋腎清熱，生石膏、知母清胃泄火，沙參、麥冬養陰生津，結合臨床實際，隨症加減，共奏養陰潤燥除熱之功效。另囑患者合理飲食及休息，故治之頗驗。

【資料來源】耿健。〈二地降糖湯治療非胰島素依賴型糖尿病 60 例〉。《實用中醫藥雜誌》，1998, (6): 5。

17.養陰活血湯

【藥物組成】山藥 30 克，吳茱萸 15 克，生地 20 克，丹皮 15 克，澤瀉 15 克，天花粉 30 克，烏梅 10 克，麥冬 15 克，桃仁 10 克，紅花 10 克，丹參 30 克。

【加減變化】頭暈，合併高血壓者，加夏枯草 30 克，鈎藤 30 克；合併血脂高者，加生山楂 30 克；伴有皮膚瘙癢者，加地膚子 30 克；合併胸痛、胸悶者加瓜蔞 15 克，薤白 15 克。

【功效】滋陰清熱、活血化瘀。

【適應症】陰虛燥熱兼瘀血型糖尿病。

【用藥方法】每天 1 劑，分 2 次溫服，30 天為 1 療程。

【臨床療效】治療 39 例，經過 3 個療程治療，顯效（症狀基本消失，空腹血糖 < 7.2 mmol/L，餐後 2 h 血糖 < 8.3 mmol/L，24 h 尿糖定量 < 10.0 克，或血糖、24 h 尿糖定量較治療前下降 30% 以上）22 例；有效（24 h 尿糖定量 < 25.0 克，或血糖、24 h 尿糖定量較治療前下降 10%）12 例；無效（未達到有效標準或惡化）5 例。

【經驗體會】本病是陰津虧損而燥熱內生，陰津愈損則燥熱愈甚，燥熱愈甚更能灼津傷液，如此往復而成。腎為水火之臟，寓元陰元陽，腎水不足，龍雷之火升騰，上灼津液。火因水竭而益烈，水因火烈而益乾，胃津枯竭，五臟乾涸，故消渴之症當責於腎，腎陰不足為其根本。然而在其整個病程中，還每有瘀血的病理改變。因津血同源，互為轉化，陰虛者血必不足，而陰血虧虛則脈道不充而致血行不暢，則瘀血內停。故陰虛是糖尿病發病的關鍵，血瘀是糖尿病最終導致的結果，所以治療以滋陰清熱、活血化瘀為法。方中生地、山藥、吳茱萸養陰補腎；麥冬、花粉養陰清熱；烏梅生津止渴澀精縮尿；桃仁、紅花、丹皮則活血化瘀以清血分之虛熱。現代藥理研究表明，山藥、麥冬、天花粉、生地等乃益氣養陰之品，既可調節機體免疫功能，改善微循環，又有顯著的降血糖作用。諸藥合用，標本兼顧，病乃治癒。

【資料來源】陳曦等。〈養陰活血法治療糖尿病 39 例〉。《中醫研究》, 1999, (4): 24。

18. 玉女煎

【藥物組成】石膏 50 克，知母、天花粉各 25 克，生地黃、麥門冬各 20 克，黃連、梔子、紅參各 15 克，牛膝 10 克。

【功效】清熱潤燥，益氣生津。

【適應症】陰虛燥熱型非胰島素依賴型糖尿病。

【用藥方法】上方石膏先煎 30 分鐘，再煎其他藥。每劑煎 2 次，取汁合在一起，分 2 次於早晚服，1 個月為 1 療程。用本藥前停用一切降糖藥物，經飲食控制 1 個月血糖仍不正常者，開始服用本藥。在服用本藥期間停用其他降糖藥物。

【臨床療效】68 例患者經治療後，顯效（臨床症狀消失，體重恢復正常，空腹血糖低於 7.78 mmol/L，尿糖餐前定性“－”，24 小時尿糖定量小於 5 克）21 例，占 30.9%；有效（臨床症狀明顯減輕，血糖、尿糖降低）40 例，占 59.8%；無效（症狀雖有改善，但血糖、尿糖無改善）7 例，占 10.3%。總有效率為 90.7%。治療後絕大多數患者口渴多飲、善饑多食、多尿等症狀消失或好轉，僅個別病例無明顯改變。68 例患者治療前平均血糖為 11.12 ± 0.28 mmol/L，治療後為 8.58 ± 1.998 mmol/L。

【經驗體會】糖尿病治法甚多，中醫均按消渴病來治療，當今隨著飲食的改善，發病率有上升趨勢。《素問·奇病論篇》說：「此肥美之所發也，此人必數食甘美而多肥也，肥者令人內熱，甘者令人中滿，故其氣上溢，轉為消渴。」《丹溪心法·消渴篇》說：「酒面無節，酷嗜炙煿，……於是炎火上熏，臟腑生熱，燥熱熾盛，津液乾焦，渴飲水漿而不能自禁。」這些均說明消渴病多由飲食失節，燥熱內生，傷津耗陰而致。治療如燥熱不除，傷津耗陰不止，不養陰保津，陰津難復，故用玉女煎加減治療，方中石膏、知母、黃連、梔子清燥熱；紅參益氣生津；生地黃、麥門冬、天花粉滋陰生津；牛膝引熱下降。諸藥合用，燥熱得清，陰津得復，故收到了較滿意的療效。

【資料來源】潘俊偉。〈玉女煎加減治療非胰島素依賴型糖尿病 68 例〉。《中醫藥資訊》，1999, (5)：24。

19. 神芎丸

【藥物組成】黃芩 30 克，黃連 12 克，川芎 9 克，大黃 3 克，薄荷 12 克，滑石 6 克，牽牛子 3 克。

【加減變化】肺胃熱盛型加石膏 15 ～ 30 克，知母 9 ～ 12 克，生地黃 30 克；氣陰兩虛型加黃芪 30 克，山藥 30 克，黃精 12 克，白朮 10 克；陰陽兩虛型加附子 9 克，肉桂 3 克，黃芪 30 克，黨參 30 克，菟絲子 12 克，枸杞子 12 克，澤瀉 10 克，茯苓 15 克；挾瘀型加三七（沖服）3 克，水蛭（沖）1 克，紅花 10 克，雞血藤 12 克，桃仁 10 克。

【功效】攻下存陰。

【適應症】陰虛燥熱型糖尿病。

【用藥方法】中藥煎服每日 1 劑，水煎 2 次，取汁 500 mL，早晚 2 次溫服。4 週為 1 療程，連用 2 ～ 3 個療程，治療期間，患者既往服西藥降糖藥逐步減量，不宜立即停藥。

【臨床療效】治療 38 例患者，臨床治癒（症狀消失，實驗室檢查多次正常）5 例；好轉（主要症狀及有關實驗室檢查有改善）27 例；未癒（症狀及實驗室檢查無變化）6 例。總有效率為 84.2%。

【經驗體會】II 型糖尿病主要由於素體陰虛，五臟柔弱，加之飲食不節，情志失調及勞慾過度所致。本病的病機主要責之於陰虛燥熱，以陰虛為本，燥熱為標，二者互為因果。陰虛主要責之於腎，病延日久，陰損及陽，可見氣陰兩傷或陰陽兩虛。筆者按「子和以火為本，主攻下存陰」的思想，選用張子和所推崇的自製神芎丸：「以黃芩味苦入心，牽牛、大黃驅火氣而下，以滑石引入腎……以川芎、黃連、薄荷為使將入坎。」創攻下存陰之法。至今凡消渴實火內熾者仍遵其法以治，黃連降低血糖，與胰島素有協同作用。諸藥合用，標本兼顧，辨

證與辨病相結合，取得滿意療效。

【資料來源】李淑君。〈神芎丸加味治療II型糖尿病 38 例〉。《中醫研究》，2000，(3)：51。

20.加味黃連阿膠湯

【藥物組成】黃連 6 克，黃芩 6 克，阿膠 10 克，白芍 15 克，花粉 12 克，知母 12 克，炙甘草 5 克，丹參 15 克，三七 6 克。

【加減變化】氣虛者加黃芪 20 克，淮山藥 12 克；血瘀甚者加桃仁 10 克，紅花 6 克；陽虛者加肉桂 2 克，熟附片 10 克；手足麻木加桑枝 20 克；視物模糊加菊花 10 克，枸杞 12 克；皮膚潰瘍、久治不癒加黃芪 20 克，皂角刺 10 克，穿山甲 6 克。

【功效】清熱滋陰，生津止渴。

【適應症】陰虛燥熱型糖尿病。

【用藥方法】每日 1 劑，水煎 2 次，每次服藥液 150 mL。服藥期間未服其他中西藥，所有病人均嚴格執行糖尿病飲食。30 天為 1 療程，連服 2 個療程。

【臨床療效】治療II型糖尿病 45 例，其中顯效（臨床症狀基本消失，空腹血糖、餐後 2 小時血糖均正常）20 例；好轉（症狀減輕，空腹血糖＜ 8.4 mmol/L 及餐後 2 小時血糖＜ 10.0 mmol/L 以上，但仍未降到正常範圍）21 例；無效（症狀緩解不明顯，空腹血糖、餐後 2 小時血糖下降不明顯或無改變）4 例。總有效率為 91%。

【經驗體會】糖尿病是因胰島素分泌絕對或相對不足以及細胞組織對胰島素敏感性降低，引起糖、蛋白、脂、水、電解質等代謝紊亂，臨床以高血糖為主要標誌，可引起多個系統損害，中醫認為本病病機多屬陰虛燥熱，故以黃連、黃芩清熱瀉火，熱清則津液自生，而消渴

自止；阿膠、白芍、炙甘草、花粉、知母滋陰養血，生津止渴；丹參、三七活血化瘀。現代醫學認為，黃連能使胰島素代謝緩慢，周圍組織對胰島素敏感，又能促進胰島 β 細胞的再生功能；白芍、炙甘草有降低血糖和尿糖作用，其機理可能與刺激胰島素分泌、提高機體周圍組織對葡萄糖的利用有關；花粉、知母有顯著抑制正常小鼠血糖作用，且作用強，持續時間長，療效穩定。另外，研究表明糖尿病患者血粘度均顯著升高，完全呈高粘度狀態，即使不符合血瘀證診斷的糖尿病患者，其微觀瘀血證與健康對照組相比也有顯著差異，中藥活血化瘀可降低血液高粘狀態，改善血管病變，故加入活血化瘀藥丹參、三七是極為重要的。

由於本方主藥黃連苦寒，清熱瀉火之力較強，有人認為久服之易傷脾胃，體虛者慎用，但筆者認為，只要準確判斷其寒熱虛實及疾病轉歸，配伍滋陰、溫陽、益氣之品，時時顧護正氣，就不會傷及脾胃，體虛者也可使用。接受治療的 45 例患者中無 1 例產生不良反應。

【資料來源】張立。〈加味黃連阿膠湯治療II型糖尿病 45 例〉。《湖南中醫藥導報》，2000，(6)：15。

21. 育陰湯

【藥物組成】石斛 20 克，麥冬 15 克，生地黃、鬼箭羽各 30 克，元參、天花粉、淮山藥各 12 克，黃芪、知母、蒼朮、丹參各 10 克。

【加減變化】胸脅脹滿加柴胡 15 克，枳殼 12 克；小便頻數加益智仁 15 克，桑螵蛸 12 克；皮膚瘙癢加苦參 20 克，川椒 15 克，地膚子 10 克；伴有白內障加菊花 15 克，望月砂 10 克；失眠健忘加遠志 15 克，炒棗仁 12 克；高血壓加夏枯草 15 克，鉤藤 12 克；冠心病心絞痛加瓜蔞 40 克，赤芍 20 克；大便秘結加大黃 10 克，火麻仁 15 克；

肢體麻木刺痛加雞血藤 20 克，絲瓜絡 15 克。

【功效】滋陰清熱。

【適應症】燥熱傷陰型 II 型糖尿病。

【用藥方法】水煎服，每天 1 劑，日服 3 次。1 個月為 1 療程。

【臨床療效】150 例經過 1 ～ 4 個療程治療，治癒（症狀消失，實驗室檢查多次正常）48 例，占 32%；好轉（主要症狀及有關實驗室檢查有改善）90 例，占 60%；無效（症狀及實驗室檢查無變化）12 例，占 8%。總有效率為 92%。

【經驗體會】糖尿病為燥熱傷陰，治法自應育陰以生津，清熱以泄火，育陰即能補腎，清熱即能生陰。劉河間說：「治消渴者，補腎水陰寒之虛，而瀉心火陽熱之實，除腸胃燥熱之甚，濟一身津液之衰，使道路散而不結，津液生而不枯；氣血利而不澀，則病日已矣。」余本其意，擬育陰湯用之，方中石斛、麥冬、生地黃、淮山藥填陰潤燥，填陰即能補腎；天花粉生津瀉火，瀉火即能補陰；黃芪補氣，以敷布津液；蒼术開鬱散結，流通氣機，使脾氣健運，宣行水液，水液得以浸潤於腸胃之外，小便減而肌肉得養，位於柔潤劑之中，不致燥烈傷陰，取長去短也。知母滋陰瀉火；鬼箭羽、丹參活血化瘀，瘀化津生，理氣而不膩，補而不滯也。諸藥相伍，相得益彰，補中有行，切中病機，用藥中病，痼疾得愈。

【資料來源】姬雲海。〈育陰湯治療 II 型糖尿病 150 例〉。《四川中醫》，2001，⑿：48。

22.金津玉液湯

【藥物組成】黃芪 30 克，淮山藥 10 克，葛根 20 克，玄參 15 克，蒼朮 15 克，麥冬 10 克，生地黃 10 克，黃連 6 克，茯苓 15 克，黨參 15 克，牡蠣 30 克，石膏 20 克，五味子 10 克。

【加減變化】血糖持續不降，重用涼血之品，石膏改 30 克加知母 20 克；尿糖不降，重用酸甘化陰之品，改生地黃 40 克，加天花粉 30 克，烏梅 30 克；善饑多食，重用滋陰抑胃之品，改生地黃 40 克，加熟地黃 40 克；尿中有酮體，重用清熱解毒之品，改黃連 10 克，加黃芩 12 克。

【功效】滋陰清熱，生津止渴。

【適應症】陰虛燥熱型糖尿病。

【用藥方法】每日 1 劑，水煎服，分 2 次溫服，30 劑為 1 療程。

【臨床療效】治療 63 例，其中顯效（自覺症狀明顯好轉或消失，血糖正常，尿糖轉陰，追蹤觀察半年，未見復發）48 例；有效（自覺症狀好轉，血糖尿糖下降或轉陰，但停藥病情有時反覆）13 例；無效（自覺症狀無好轉，血糖尿糖無明顯變化）2 例。總有效率為 96.8%。

【經驗體會】糖尿病主要病因是素體陰虛、飲食不節、情志失調、勞慾過度，陰虛燥熱為其主要病機。本方麥冬甘寒清熱，潤肺養胃，偏於上焦；黃連、石膏清肺胃之熱，偏於中焦；生地黃甘寒微苦，滋陰清熱，補養肝腎，偏於下焦；玄參鹹寒增液清熱，作用於三焦；黨參、茯苓健脾胃；五味子、牡蠣養陰清熱，固精潛陽。現代藥理學證實蒼朮、葛根可使血糖下降，黃芪、淮山藥又可使尿糖下降，可見金津玉液湯組方的獨特之處。

【資料來源】鄧海清等。〈金津玉液湯治療糖尿病臨床觀察〉。《上海中醫藥雜誌》，

2002, ⑵: 21。

23.淮玉三消飲

【藥物組成】玉竹 20～30 克，淮山藥 20～30 克，玄參 12～20 克，北芪 15～20 克，蒼朮 9～12 克，丹參 15～30 克，陳皮 6～9 克，葛根 15～30 克。

【加減變化】上消渴甚者加麥冬、蘆根；中消善饑者加黃連、麥冬；下消尿頻者加知母、金櫻子；瘀重者加地龍、水蛭；浮腫、小便少者加益母草、豬苓；痰濕重者加膽星、法夏；陽虛者加熟附子、桂枝；陰虛者加首烏，蒼朮減量；肢麻者加雞血藤、川木瓜；便秘者加大黃、芒硝。

【功效】滋陰清熱，化瘀活血通絡。

【適應症】陰虛燥熱型糖尿病。

【用藥方法】每日 1 劑，水煎服。

【臨床療效】治療 28 例中，顯效（症狀基本消失，FBG < 7.2 mmol/L，PBG < 8.3 mmol/L，或血糖較治療前下降 30% 以上）9 例；有效（治療後症狀明顯改善，FBG < 8.3 mmol/L，PBG < 10.0 mmol/L，或血糖較治療前下降 10% 以上）18 例；無效（治療後症狀無明顯改善，或血糖下降未達有效標準者）1 例。總有效率為 93.43%。

【經驗體會】糖尿病陰虛燥熱之病機為歷代醫家所崇，然津枯血燥，稠滯成瘀，燥熱灼津，熬煉成痰，痰瘀為患，阻滯經絡，氣機失常，則為整個病程演變機制。現代研究證明，糖尿病患者由於高血糖與蛋白結合成糖基化血紅蛋白及糖基化蛋白，從而出現組織缺氧、血流瘀滯、毛細血管基底膜增厚等典型微循環障礙及動脈粥樣硬化等情況。糖尿病患者常伴隨高脂血症等脂代謝紊亂情況，高糖、高脂與中

醫之血瘀、痰濁有明顯相關性，為糖尿病中醫之「痰瘀」致病提供了客觀的理論依據。

　　筆者認為，虛、熱、痰、瘀存在於本病的全過程，從而擬定補、清、消三法合用之淮玉三消飲，方中玉竹、山藥養陰而不膩，其中玉竹歸肺胃，以上、中焦為治；淮山藥為平補三焦之上品，又以補脾腎之中、下焦為功；玄參歸脾、胃、腎三經，苦寒能清熱瀉火解毒，甘寒能滋水養陰，三者合用可取三消同治，三陰並補以收治本之功，又可制浮游之火，具清上徹下之效；丹參活血通脈，藥性偏寒，為血熱瘀滯之良藥；蒼朮芳香辛散，對痰濕濁邪，無論上下表裏，均能內化外散，且芳香行氣通脈，可助脾運以生津，二藥相伍可去已成之痰瘀邪實，而達絡通脈暢之功；黃芪益氣，氣旺則陰津化生充盈，疏泄流暢，且體虛之人，邪熱在裏不易達表，用黃芪可助玄參達邪外出；葛根氣性輕浮，能鼓舞胃氣上行，生津止渴，解胃熱；陳皮理氣健脾祛痰，少佐本品，既可助蒼朮祛痰濕，也可防大劑陰柔滋補之品產生膩滯之弊。現代藥理研究表明，上方藥物除陳皮外均有降糖作用，除淮山藥、玄參外均有降脂作用，諸藥合用還有擴管、抗凝，減輕動脈硬化，提高組織耐缺氧能力，調節機體免疫力等作用，對於控制糖尿病糖、脂代謝，防治其併發症的發生有一定作用。

　　綜觀全方，補中有通，虛實並治，標本兼治，既謹守病機，又有現代藥理學基礎。臨症運用時，應始終貫穿辨證論治和整體觀念的指導思想，注意因人因地制宜，詳細辨證，探明病因，分清標本虛實，以調整攻補之分量，並定期監測 FBG、PBG、尿糖、血脂等以指導用藥。

　　【資料來源】周東梅。〈自擬淮玉三消飲治療糖尿病臨床觀察〉。《國醫論壇》，2002，(3)：24。

24.（都氏）降糖散

【藥物組成】黃芪 60 克，黃連 100 克，熟地 30 克，黃柏 10 克，天花粉 50 克，生甘草 50 克，黨參 50 克，澤瀉 10 克，五味子 10 克，翻白草 30 克，決明子 50 克，山藥 30 克，枸杞子 30 克，山茱萸 15 克。

【功效】益氣養陰，清熱解毒。

【適應症】陰虛燥熱型糖尿病。

【用藥方法】上藥共研細末，每次 6 克或裝入膠囊 12 粒，每日 3 次，飯前 0.5 h 溫開水沖服，20 d 為 1 療程。第 1 療程有效而未癒者可繼續服第 2 療程，總共 3 個療程後，查血糖和餐後 2 h 血糖，未見正常則停服。

【臨床療效】100 例糖尿病患者中顯效（空腹血糖 < 7.2 mmol/L，餐後 2 h 血糖值 < 8.3 mmol/L，隨訪半年未見復發）59 例；好轉（空腹血糖 < 8.3 mmol/L，餐後 2 h 血糖值 < 10 mmol/L）36 例；無效（症狀無明顯改善，血糖下降未達到上述標準）5 例。總有效率為 95%。服藥最短 15 d，最長 50 d，無見明顯不良反應，服藥期間嚴格控制飲食並進行適當體育鍛煉。

【經驗體會】歷代醫家認為消渴病多以陰虛為本，燥熱為標。筆者根據臨床觀察，認為陰虛、燥熱互為因果。方中黃連、黃柏具有清熱瀉火解毒之功，天花粉具有清熱生津止渴之效，黃芪、山藥、山茱萸配伍熟地、五味子等益氣補腎，降糖調脂，甘草調和諸藥，緩和黃連、黃柏苦寒之性。綜觀全方益氣養陰，清熱解毒，切合病機。

【資料來源】都興南。自擬降糖散治療 II 型糖尿病 100 例。《吉林中醫藥》，2002，(5)：31。

第二章　辨證分型類方藥㈡

氣陰兩虛型

1.三黃消渴湯

【藥物組成】黃芪 40 克，生地 30 克，天花粉 25 克，黃精 30 克，生石膏 40 克。

【加減變化】陰虛火旺加知母；氣陰兩虛加玄參、麥冬、太子參；陰陽兩虛去生石膏加製附子、肉桂、枸杞子；血脂高者加葛根、郁金、蒲黃、丹參；血糖下降慢者加蒼朮、玄參。

【功效】益氣養陰清熱。

【適應症】氣陰兩虛燥熱型糖尿病。

【用藥方法】水煎服，日 1 劑。

【臨床療效】40 例中顯效（臨床症狀消失，並具備：⑴輕型病人（血糖 < 200 mg%），空腹血糖下降至正常。24 h 尿糖定量 0 ～ 5 克，⑵較重型病人（血糖 200 ～ 350 mg%），空腹血糖，24 h 尿糖定量較治療前下降達 50% 以上）18 例，占 45%；好轉（臨床症狀基本消失，且空腹血糖及 24 h 尿糖定量較治療前下降達 30% 以上，或血糖下降至 150 mg% 以下）16 例，占 40%；無效（連續服中藥 2 個療程，血糖、尿糖基本無變化）6 例，占 15%。總有效率為 85%。

【經驗體會】本病的發生多因肺、脾鬱熱，耗化精氣，或腎虛失於固攝所致。病理變化為陰虛與燥熱，治療上自古以來均以滋陰補腎

為主。筆者通過臨床實踐觀察II型糖尿病人，除有三多一少症狀外，多伴有疲乏，無力，氣短等氣虛症狀，說明此病不單純是陰虛燥熱，且兼有氣虛存在。依據氣陰兩虛燥熱的特點，確定益氣養陰清熱的治療原則，自擬「三黃消渴湯」。方中的黃芪、生地、黃精等藥，藥理試驗均有降低血糖或抑制血糖升高作用。胰島素釋放試驗證明：「三黃消渴湯」有促進胰島細胞分泌胰島素的功能。本方有降低血糖、尿糖、血脂的作用，改善三多一少症狀，增強體力尤為顯著。對肝、腎功能無損害，無毒副作用。

【資料來源】樊新亞等。〈中藥治療糖尿病II型臨床療效觀察──附40例報告〉。《河北中醫》，1985, (6): 8。

2.活血降糖方

【藥物組成】生黃芪30克，山藥15克，蒼朮15克，玄參30克，當歸10克，赤芍10克，川芎10克，益母草30克，丹參30克，葛根15克，生熟地各15克，木香10克。

【加減變化】肺胃火盛、煩渴、饑餓感明顯者，加天花粉30克，玉竹30克，石膏30克，知母10克；腎陽虛者，可加肉桂10克，附子10克，或用金匱腎氣丸加上方活血藥；頭暈頭痛，血壓高者，加夏枯草30克，菊花10克，槐花15克，鉤藤15克，石決明30克；伴有眼底視網膜病變、視物不清者，加青葙子15克，枸杞15克，女貞子12克，草決明15克，菊花10克，穀精草15克；伴瘡瘍癰疽者，加銀花30克，蒲公英30克，紫花地丁30克，黃芩10克。

【功效】益氣養陰，活血化瘀。

【適應症】氣陰兩虛兼瘀血阻滯型糖尿病。

【用藥方法】水煎服，日1劑，分2次溫服。

【臨床療效】所有患者經治療，4 例輕型和 2 例中型患者臨床症狀消失，血、尿糖降至正常；6 例中型患者血糖降至 140 ～ 160 毫克；6 例重型患者血糖下降 20% 以上，其中 3 例重型患者臨床症狀改善較好，但血、尿糖化驗指標波動較大。

【經驗體會】津液與血液同屬陰，都以滋養五臟六腑、四肢百骸為其主要功能。在生理上，津液是血液的重要成分之一，《靈樞・邪客篇》中云：「營氣者，泌其津液，注之於脈，化以為血。」糖尿病患者陰虛火旺，煎熬津液，勢必引起血液粘滯，運行不暢而致瘀，即所謂「陰虛血滯」。正如周學海《讀醫隨筆》中云：「血如象舟，津如象水，水津充沛，舟才能行。」氣為血帥，血為氣母，氣運血，血載氣。糖尿病患者陰血虧虛，氣無所附，導致氣虛。氣虛血運無力而致瘀，即所謂「氣虛濁留」。另外糖尿病多纏綿難癒，久病也會造成血脈失疏。

臨床上大多數病人舌質多表現為淡暗，或紅暗，或見瘀斑，或見舌下靜脈青紫怒張，或見肌膚甲錯，或病人主訴肢體麻木疼痛，口渴甚但飲水不多。常見的併發症，如冠心病、腦血管病變、高血壓、眼底視網膜病變、周圍神經炎等，其病理機制均為「血脈瘀阻」所致。

糖尿病之病理機制為陰虛燥熱，最後導致氣血陰陽俱衰。「血瘀」為本病之標，故祝老認為治療時，應在辨證的基礎上，以治本為主，活血化瘀治標為輔，或標本並重。但活血化瘀法要貫穿治療的始終。即便瘀血症狀不明顯，也應防患於未然，「疏其氣血，令其條達」。用藥應多選用丹參、葛根、雞血藤、赤芍、當歸等養血活血之品，以防溫燥傷陰，而達水增舟行之目的。

對於依賴胰島素型糖尿病，本組病例未涉及到，但據祝老的經驗，長期注射胰島素，血脈瘀阻會更甚，故更要重視活血化瘀。

【資料來源】李毅。〈祝諶予老中醫用活血化瘀法治療糖尿病的經驗〉。《北京中醫學院學報》，1986,（5): 27。

3.芪葛降糖湯

【藥物組成】黃芪 30 克，葛根、天花粉各 25 克，生地、太子參、淮山各 20 克，元參、丹參各 15 克。

【加減變化】兼上焦痰濁內蘊、痹阻胸陽，去生地、元參、天花粉，加薤白、瓜蔞、竹茹；肝膽濕熱加茵陳、龍膽草；脾胃濕熱加茵陳、黃連、佩蘭；下焦濕熱加萆薢、黃柏、丹皮、澤瀉或知柏地黃丸口服；心脈瘀阻加川芎、紅花、赤芍、三七粉及丹參片；中風偏癱加桃仁、紅花、地龍或消栓再造丸；胃火熾盛，口渴善饑甚加黃連、石膏、沙參；肝火熾盛，面紅目赤，急躁易怒加龍膽草、菊花、梔子；心火旺，夜難入寐加黃連、麥冬、蓮子芯；心悸心慌加柏子仁、五味子、遠志；脾虛便溏去生地、元參、花粉，加茯苓、蒼白朮、扁豆；肝腎陰虛，頭暈眼花，視物模糊加枸杞、穀精草或杞菊地黃丸；肝陽上亢加石決明、天麻、鉤藤；尿頻量多加金櫻子、五味子、沙苑子、桑螵蛸；陽虛水腫加附子、肉桂粉或金匱腎氣丸；皮膚瘡腫加銀花、蒲公英；下肢酸麻加雞血藤、牛膝、忍冬藤；血脂高加澤瀉、首烏、山楂；尿酮體陽性加黃連、黃柏，重用生地。

【飲食療法】津傷口渴引飲，烏梅 10 克燉豬胰臟，或馬齒莧 50 克水煎代茶；氣虛為主，四白散加黃芪、內金各 15 克燉豬胰臟；陰虛為主，白蝸牛肉燉豬瘦肉；氣陰不足，黃芪、山萸肉各 15 克，淮山、生地各 30 克燉豬胰臟，或西洋參 3 克燉瘦肉；腎精虧虛者，黃芪、枸杞、山萸肉各 15 克燉甲魚，或冬蟲夏草 6 克燉母雞。

【功效】益氣養陰，健脾補腎。

【適應症】氣陰兩虛型糖尿病。

【用藥方法】水煎服，日 1 劑，分 2 次溫服。

【臨床療效】42 例中治癒（糖尿病症狀基本消失，空腹血糖，餐後 2 h 血糖均正常，24 h 尿糖微量）17 例；顯效（糖尿病症狀大多消失或減輕，空腹血糖 ≦ 8.3 mmol/L，24 h 尿糖定量 ≦ 10 克，或空腹血糖及 24 h 尿糖定量較前下降 30%）18 例；無效（經治療 2 個月，未能達到顯效標準）7 例。治癒率 40.47%，顯效率 42.86%，無效率 16.67%，總有效率 83.33%。

【經驗體會】筆者認為 II 型糖尿病病人多見於中老年肥胖者，雖病程有長短，個體稟賦有差異，寒熱虛實孰輕孰重有不同，但共同點是本為臟腑早衰，臨床以氣陰兩虛型為多；標為痰濁、濕熱、瘀血內停。因此，在治療上以益氣養陰，健脾補腎治其本，擬定芪葛降糖湯。根據兼症之不同，或加清熱利濕；活血化瘀之品，靈活加減，標本並治。病之初期重加養肺陰，降心火，瀉胃火之藥；中後期側重健脾補腎。發揮中醫藥膳療法的作用，扶助正氣，鞏固療效。

【資料來源】戴舜珍等。〈芪葛降糖湯治療糖尿病 II 型 42 例臨床觀察〉。《福建中醫藥》，1992，(3)：12。

4. 沙參消渴方

【藥物組成】西洋參 30 克，山藥 30 克，沙參 30 克，茯苓 12 克，天花粉 30 克，生地黃 15 克，五味子 10 克，黃精 30 克，枸杞子 15 克，麥門冬 20 克，生黃芪 30 克。

【功效】益氣健脾，養陰滋腎。

【適應症】氣陰兩虛型糖尿病。

【用藥方法】每日 1 劑，水煎，分 2 次溫服。1 個月為 1 療程。自觀察即日起，患者嚴格控制飲食，以豆食品為主，動物蛋白適宜，禁吃土豆、蒜苔、水果之類。半月驗空腹血糖 1 次，患者每日測尿糖

4 次。

【臨床療效】治療 35 例，其中顯效（症狀消失，空腹血糖＜ 6.4 mmol/L，餐後兩小時血糖＜ 7 mmol/L，24 小時尿糖連續 "－"）28 例；好轉（症狀基本控制，空腹血糖＞ 6.4 mmol/L，餐後兩小時血糖＜ 7.4 mmol/L，24 小時尿糖 "±" 或 "＋"）5 例；無效 2 例。

【經驗體會】沙參消渴方方中黃芪配山藥、沙參，此乃施今墨治消渴藥對；黃芪甘溫，入手足太陰氣分，補氣止消渴，後世醫家用之甚多；山藥甘平，入肺脾腎經，補脾陰之力著，在明·周慎齋有「脾陽不足，重用山藥」之說，二藥配合，氣陰兼顧，補脾功用益彰；茯苓甘淡，入脾胃二經，滲濕健脾，「斂脾精不禁，治小便漏濁不止」之功；沙參、枸杞子、麥門冬甘苦鹹微寒，入肺腎二經，滋陰降火；西洋參味苦微甘性寒，補氣養陰，清火生津；重用黃精滋陰補腎；生地黃甘寒質潤，能解五臟內傷不足通血脈益氣力，涼血生津補腎中之真陰；天花粉味苦寒治消渴而除煩熱，諸藥合用可補中虛之氣，濟肺胃之陰；五味子性溫，具備收斂肺氣而滋腎水，益氣生津止渴除煩，補虛強陰，退熱斂汗。

【資料來源】趙藏朵等。沙參消渴方治療氣陰兩虛型糖尿病 36 例療效觀察。《河北中醫》，1992，(4): 14。

5. 豬胰蛇蝸散

【藥物組成】豬胰 15 克，水蛇 5 克，蝸牛 5 克，地龍 5 克，黃芪 30 克，柿樹葉 30 克。

【功效】滋陰益氣，清熱除煩。

【適應症】氣陰兩虛型糖尿病。

【用藥方法】前 4 味藥研末混合為 1 次量，於飯前半小時用黃芪

30 克，柿樹葉 30 克煎湯送服，1 日 3 次，1 個月為 1 療程，連服 3 個療程後評定療效。全部病例均按常規控制飲食，主食每天 5 ～ 6 兩，忌酒和辛辣之物，同時停用其他中西藥。服藥期間，尿糖每天查 1 次，空腹血糖 10 天查 1 次。

【臨床療效】治療 50 例患者，其中臨床治癒（臨床症狀消失，空腹血糖連續復查兩次以上均正常，停藥 1 個月後再復查，空腹血糖仍正常者）8 例；顯效（臨床症狀基本消失，連續 3 次復查，空腹血糖持續穩定在 7.2 mmol/L 之內）26 例；有效（臨床症狀減輕，連續 3 次以上復查，空腹血糖較治療前下降 1.1 mmol/L 以上者）15 例；無效（其餘均判為無效）1 例。總有效率為 98%。

【經驗體會】《靈樞·五變篇》云：「五臟皆柔弱者，善病消癉。」可見，臟腑虛弱是消渴病的基本病理基礎，陰虛燥熱是消渴病的主要病機所在，病變範圍常波及到肺、脾、胃、腎等臟腑。因此該病的主要治療法則就是滋陰益氣，補其不足；清熱除煩，損其有餘。民間驗方豬胰蛇蝸散，取豬胰為君，健脾肺、益肝腎。即以臟補臟之法。現代醫學認為：胰島中含有一定量的胰島素和胰高血糖素，具有調節血糖的作用，伍以水蛇、蝸牛益氣滋陰，清熱除煩，《聖惠方》中就有用此二藥研末為散治療「消渴煩熱」的記載；佐以地龍清熱除煩，活血通絡。且用益氣養陰的黃芪，斂津止渴的柿樹葉煎湯送服，以增強補虛止渴之力，促進胰島功能的恢復。從筆者觀察的 50 例非胰島素依賴型糖尿病結果情況看，該方的療效確實較好，即使判為無效的 1 例患者，也沒有出現病情加重的現象，同時 50 例患者在服藥過程中，沒有出現任何不良反應。

【資料來源】張萬能。〈豬胰蛇蝸散治療非胰島素依賴型糖尿病 50 例〉。《雲南中醫學院學報》，1993，(1)：19。

6.水蛭三黃湯

【藥物組成】水蛭粉 10 克，生黃芪 30 克，生地 20 克，大黃 30 克，丹參 20 克，蒼朮 10 克，葛根 15 克，石斛 15 克，玄參 20 克。

【功效】益氣養陰，清熱化瘀。

【適應症】氣虛陰虧兼燥熱瘀阻型糖尿病。

【用藥方法】日 1 劑，水煎分 2 ～ 3 次口服。

【臨床療效】20 例中顯效（症狀消失，空腹血糖降至正常，尿糖轉陰）11 例，占 55%；好轉（症狀基本消失或明顯減輕，空腹血糖降至 8.30 mmol/L 以下，尿糖轉陰）6 例，占 30%；無效（未達到好轉標準）3 例，占 15%。總有效率為 85%。

【經驗體會】方中水蛭活血逐瘀，輔以丹參、葛根通活血脈，大黃化瘀以達祛瘀生新，恢復血液流變正常狀態，改善瘀血症狀，促進血液流暢；黃芪益氣升陽，實腠理；生地滋陰，固腎精，同時黃芪、生地還具有降血糖作用；蒼朮雖偏辛燥，不適宜糖尿病之用，但蒼朮有「斂脾精」的作用，配伍玄參之潤，可制其短而用其長；石斛生津止渴，潤陰清熱，全方有調整糖代謝，促進血液流通，改善組織灌流而收到降糖、降脂和治療併發症的效果。

【資料來源】王開鋒。〈水蛭三黃湯治療糖尿病 20 例臨床分析〉。《湖南中醫雜誌》，1993, (6): 2。

7.滋腑降糖飲

【藥物組成】黃芪、生地、黃連、石斛、葛根、黃柏、山藥、花粉。

【加減變化】浮腫者加連皮茯苓；口渴甚者加五味子；大便乾者

加麻子仁；小便頻數者加益智仁；手足麻木、皮膚感覺障礙者加木瓜；眩暈者加菊花、荷葉；視物模糊者加木賊草、穀精草。

【功效】益氣養陰。

【適應症】氣陰兩虛型糖尿病。

【用藥方法】每日 1 劑，早晚各煎服藥汁 200 mL，30 天為 1 療程，服藥 1 ～ 2 個療程。初期 NIDDM 重型患者繼服西藥降糖藥，IDDM 患者繼用胰島素治療，視血糖下降減量直至單純中藥治療。

【臨床療效】治療糖尿病 30 例（Ⅰ型 3 例，Ⅱ型 27 例），顯效（空腹血糖恢復正常或血糖下降大於用藥前 25%，症狀消失或明顯改善）10 例；有效（血糖下降數為用藥前 15 ～ 25% 或有下降趨勢，臨床症狀改善）16 例；無效（血糖無明顯變化，臨床症狀無改變）4 例。總有效率為 86.7%。

【經驗體會】糖尿病屬中醫消癉、肺消、膈消、消中範疇。《內經》曰「五臟皆柔弱者善病消癉」。高輝遠老中醫認為，糖尿病人特別是老年及肥胖體型糖尿病患者基本病機是氣陰兩虛，氣機失調，臨床以倦怠乏力自汗口乾，手足心熱，舌胖大、舌質偏紅、苔薄等氣陰兩重為主要表現，而「三消」症狀多不明顯，治療旨在益氣養陰。益氣者補脾之氣，助運化之功以固後天之本，養陰者養腎之陰滋下焦水源而降心腎炎火，從而調整機體陰陽，改善氣陰重損，使血糖降低。

滋腑降糖飲由《醫學衷中參西錄》中「玉液湯」，《千金方》中「黃連生地湯」，《沈氏尊生方》中「玉泉丸」三方加減化裁而成。「玉泉丸」主治虛熱之消渴，「黃連生地湯」亦為養陰清熱之方，「玉液湯」本為下元虛損消渴證而設，高老精取三方，篩選其要藥組方，其中黃芪、生地、花粉、石斛、葛根、山藥合用益氣養陰以治本。「陰虛生內熱」，故以黃連、黃柏清熱堅陰而降妄炎之火以治標。現代醫學研究：黃芪、生地、石斛、花粉、黃柏都有降血糖作用。滋腑降糖飲治療作用緩慢

而持久，有效病例多在服藥 1 週後開始顯效，隨療程延長，療效可保持穩定，病情穩定後繼服本藥鞏固療效。

【資料來源】劉立。〈高輝遠益氣養陰法治療糖尿病 30 例〉。《湖北中醫雜誌》，1994，⑴：20。

8.益氣滋腎湯

【藥物組成】北芪 30 克，生熟地各 12 克，淮山 12 克，玄參 12 克，麥冬 15 克，太子參 15 克，枸杞子 12 克，烏梅 10 克。

【加減變化】如渴飲甚者加花粉 10 克，五倍子 3 克；引消穀善饑者加知母 15 克；多尿者加山萸肉 12 克；氣虛神萎者太子參改用白參 10 克（另蒸兌）；大便燥結者加生首烏 15 克。

【功效】益氣養陰。

【適應症】氣陰兩虛型糖尿病。

【用藥方法】每日 1 劑，分 2 次口服。

【臨床療效】治療非胰島素依賴型糖尿病 30 例，其中顯效（治療後症狀基本消失，空腹血糖降至 < 130 mg/dL，餐後 2 h 血糖 < 150 mg/dL，24 h 尿糖定量 < 10 g，或血糖、24 h 尿糖定量較治療前下降 30% 以上）18 例，占 60%；有效（治療後症狀明顯改善，空腹血糖降至 < 150 mg/dL，餐後 2 h 血糖 < 180 mg/dL，24 h 尿糖定量在 10 ~ 25 g；或血糖、24 h 尿糖定量較治療前下降 10 ~ 29% 者）8 例，占 26.66%；無效（經治療後，血糖、尿糖下降未達有效標準者）4 例，占 13.33%。總有效率為 86.66%。

【經驗體會】糖尿病之症狀表現多為陰虛，而其根源又在於氣虛，脾為後天之本，主水穀精微之化生。脾氣虛則所進之食物不能升化為陰精濡養機體，其精微卻下注隨小便流失，表現為尿中有甜味，甚或

尿如脂膏，故本病出現善食而消瘦或和善食而體質反弱之特點。此外，本病突出表現為口渴多飲、飲一溲一之症狀。此係肺氣虛失於宣發，脾氣虛失於運化，腎氣虛失於蒸化固攝之綜合病理反應，從而導致飲入之水液不能轉輸於五臟六腑、四肢百骸，卻直趨下行為尿排出體外。綜上，由於氣虛，陰精生化無源，固攝無權，必然形成陰虛。另一方面，非胰島素依賴型糖尿病多發於老年人。本組 30 例，年齡在 55 歲以上者占 80%。中醫生理學認為，人老腎衰。同時，非胰島素依賴型糖尿病臨床表現雖一般以多飲、多食、多尿同時並見，但總以多尿較為突出，而且多數患者表現為夜尿增多、腰酸、腿軟等一系列腎虛症狀。故腎陰虛也是本病形成和發展的一個重要因素。

益氣滋腎湯益氣以促進陰精化生，滋腎在於壯水之主，制其陽光。方中重用黃芪配淮山藥益氣升陷；熟地、枸杞滋腎填精為方中主藥，以治其本；太子參、麥冬補氣生津為治療氣虛陰虧之助；生地、玄參清熱養陰制其燥熱；烏梅生津止渴、固攝斂陰治其多飲、多食、多尿之標，全方標本兼治。

【資料來源】譚建平。〈益氣滋腎湯治療非胰島素依賴型糖尿病 30 例臨床觀察〉。《湖南中醫雜誌》，1994，⑴：13。

9. 五倍子湯

【藥物組成】黃芪 30 克，山藥 20 克，五味子 15 克，太子參 15 克，玄參 30 克，葛根 15 克，丹參 25 克，生地黃 15 克，黃連 10 克，知母 10 克，益母草 20 克，五倍子 5 克（沖服）。

【加減變化】口渴甚者加生石膏 30 克，天花粉 15 克；心悸者加生龍骨、生牡蠣各 15 克，石菖蒲 20 克；失眠者加酸棗仁 15 克，遠志 10 克；有瘀血表現者加赤芍 15 克，水蛭 10 克；皮膚瘙癢者加地膚子、

苦參各 10 克；便溏者加芡實、蓮子肉各 15 克；視物昏花者加枸杞子 15 克，菊花 10 克。

【功效】滋陰清熱，益氣生津。

【適應症】氣陰兩傷型 II 型糖尿病。

【用藥方法】水煎服，每日 1 劑，分兩次口服。全部病例均停服其他藥物，採用中藥湯劑口服，每月為 1 療程，療程後復查空腹血糖及 24 h 尿糖定量等指標，兩個療程後判斷療效。

【臨床療效】治療 II 型糖尿病 65 例，其中臨床治癒（臨床症狀消失，空腹血糖在 4.4 ～ 6.6 mmol/L，尿糖陰性）13 例；顯效（症狀基本消失，空腹血糖接近正常，在 6.7 ～ 7.7 mmol/L，尿糖定性轉陰性）18 例；有效（症狀好轉，空腹血糖有所下降，尿糖定性減輕）31 例；無效（症狀略有好轉或無轉變，空腹血糖升高或不降）3 例。

【經驗體會】糖尿病屬中醫學消渴病的範疇。其基本病機為肺胃燥熱，熱傷津液，以致氣陰兩傷，治療宜滋陰清熱，益氣生津。《金匱要略·消渴小便不利淋病篇》云：「渴欲飲水者，文蛤散主之。」五倍子，異名文蛤，《本草綱目》謂其生津液。據現代文獻記載，五倍子有明顯降低血糖的作用，其所含鞣酸有沉澱蛋白及抗菌作用，因糖尿病患者易併發腹瀉及多種細菌感染，所以五倍子對治療糖尿病及其合併症有一定療效。從臨床實驗觀察，糖尿病患者多伴有血脂濃度增高，血液粘稠度高，即符合中醫的血瘀證。因此，筆者在益氣養陰的基礎上，加用丹參、桃仁、紅花、赤芍等活血化瘀藥物，諸藥合用，相得益彰，既降低了血糖，又使其併發症得到了改善。

【資料來源】桑梅。〈自擬五倍子湯治療 II 型糖尿病 65 例觀察〉。《河北中醫》，1994，⑷：11。

10.降糖抗粘方

【藥物組成】太子參 20 克，生地 30 克，川黃連 3 克，荔枝核 30 克，丹參 20 克，鬼箭羽 10 克，僵蠶 15 克，桔梗 6 克。

【加減變化】氣虛加黃芪 20 克，山藥 30 克，白朮 10 克；陰虛燥熱加石膏 30 克，知母 10 克，天花粉 30 克；腎精虧損加山萸肉 10 克，玄參 30 克，女貞子 15 克，黃精 15 克；腎陽虛衰加仙靈脾 10 克，菟絲子 15 克，肉桂 3 克；濕熱內蘊加知母 10 克，黃柏 10 克，地錦草 30 克；瘀血明顯加桃仁 10 克，紅花 10 克，益母草 20 克；痰濁內阻加全瓜蔞 20 克，法半夏 10 克，蒼朮 15 克。

【功效】益氣養陰、活血通絡。

【適應症】氣陰兩虛兼瘀血型 II 型糖尿病。

【用藥方法】水藥煎劑，每日 1 劑，分 2 次飯前服。其中 14 例患者單純用中藥治療，26 例患者用口服降糖藥治療無效，而加服中藥，西藥維持原劑量或減量。並行糖尿病飲食控制。

【臨床療效】40 例患者經治療後，臨床緩解 5 例，占 12.5%；顯效 11 例，占 27.5%；有效 18 例，占 45%；無效 6 例，占 15%。總有效率為 85%。40 例患者空腹血糖、餐後 2 小時血糖、24 小時尿糖定量值經治療後均明顯降低。

【經驗體會】臨床 II 型糖尿病患者具有「高血糖、高血脂、高血液粘度」之基本特徵，且這是導致血管病變併發症的主要原因。所以治療上首先在於控制血糖、降低血脂、改善血液流變學和微循環，降低血液粘滯度，降糖抗粘方中重用太子參、生地以益氣養陰，丹參、鬼箭羽活血化瘀，僵蠶、荔枝核化痰散結通絡，少佐川連清熱瀉火治標，桔梗宣暢肺氣，使清氣上承，並隨症加減。現代藥理研究報導，

生地、川連、僵蠶、荔枝核等具有降血糖作用，而丹參、鬼箭羽具有降低血小板聚集性和血液粘滯度，改善微循環的作用。

通過臨床治療觀察到本方對血糖、血脂、血液粘滯度、血清過氧化脂質等均明顯降低，而各種血管病變併發症也有不同程度改善。

【資料來源】陳健一等。〈降糖抗粘方治療II型糖尿病 40 例〉。《南京中醫學院學報》，1994，(5)：41。

11.資生湯

【藥物組成】生山藥 60 克，生白朮、生雞內金各 12 克，玄參、牛蒡子各 10 克。

【加減變化】脾肺氣虛型加黃精、黃芪各 20 克；氣陰兩虛型加西洋參 6 克，麥冬 10 克；陰虛燥熱型加地骨皮、生地、知母各 10 克。

【功效】益氣健脾，清熱養陰。

【適應症】氣陰兩虛型及脾肺氣虛型糖尿病。

【用藥方法】每日 1 劑，分 2 次水煎服。30 天為 1 療程，觀察 2 個療程以上，觀察前後各查空腹血糖及 24 h 尿糖定量 1 次，觀察期間每天查空腹血糖 1 次。

【臨床療效】經 2～3 個療程治療，35 例中顯效（臨床症狀、體徵基本消失，停服藥物，空腹血糖降到 7.2 mmol/L 以下，尿糖持續陰性者）11 例；好轉（臨床症狀、體徵明顯好轉，停服藥物，空腹血糖控制在 7.2～8.3 mmol/L 之間，尿糖"－"～"＋"者）18 例；無效（臨床症狀、體徵無改善，血糖、尿糖無變化，或臨床症狀有改善，但血糖較治療前下降未超過 1.6 mmol/L，尿糖"＋＋"～"＋＋＋"者）6 例。總有效率為 82.8%。氣陰兩虛型顯效 4 例，好轉 8 例，無效 2 例，有效率 85.7%；脾肺氣虛型顯效 4 例，好轉 6 例，無效 2 例，有

效率 83.3%；陰虛燥熱型顯效 3 例，好轉 4 例，無效 2 例，有效率 77.7%。35 例患者治療後空腹血糖及尿糖均明顯降低。

【經驗體會】本病屬於中醫「消渴」之範疇，病機關鍵在於氣陰兩虛，陰虛熱淫，病位在肺、胃（脾）、腎，脾為後天之本，健脾益胃之法在糖尿病的治療中是相當重要的。故資生湯中生山藥補脾益肺、滋胃之陰；生白朮補脾益氣；玄參清熱養陰，止煩渴；雞內金運脾固精，除熱止煩；牛蒡子潤肺散氣，諸藥配伍，具有健脾滋肺益氣，清熱養陰之功。現代藥理研究亦表明，玄參、山藥等益氣養陰藥能降低血糖、血脂及改善血液流變性的作用。

【資料來源】楊俊龍。〈資生湯治療II型糖尿病 35 例〉。《浙江中醫雜誌》，1994，⑿：542。

12. 骨皮生脈湯

【藥物組成】地骨皮 50 克，人參 6 克，麥冬 45 克，五味子 10 克。

【功效】益氣養陰清熱。

【適應症】氣陰兩虛兼燥熱型糖尿病，臨床表現為多食、多尿、多飲、煩渴、消瘦、乏力等。其中飲水最多者可達每 24 小時約 10 kg；多食者每 24 小時約食 2.5 ～ 3.0 kg；多尿者每 24 小時尿量約為 6500 mL。

【用藥方法】每日 1 劑，水煎 2 次，總計 300 ～ 400 mL，分 2 ～ 3 次服。

【臨床療效】21 例經治療，其中顯效（症狀消失、空腹血糖降至正常，尿糖陰性或空腹血糖較治療前下降 50% 以上）12 例，占 57.2%；好轉（症狀基本消失或明顯減輕，空腹血糖到 8.3 mmol/L 以下，或空腹血糖較治療前下降 30% 以上）7 例，占 33.3%；無效（未達到好轉標準）2 例，占 9.5%。總有效率為 90.5%。

【經驗體會】糖尿病多由飲食不節、情志失調、房勞過度導致陰津虧損、燥熱內生、氣液失固。臨床表現雖以三多消瘦乏力為特徵，但往往虛中夾實、寒熱互現、陰陽失調，三消症狀兼而有之。然氣陰兩虛、燥熱偏盛者臨床頗為常見。生脈散為益氣養陰之良方，雖為氣陰兩傷、夏季暑熱、耗傷氣津、肺虛久咳多汗口乾而設，其病機實與該型患者相符，故投之效果滿意。而地骨皮味甘淡、性寒，歸肺腎一經，功能清熱涼血、益腎生髓，可通治三消。地骨皮合生脈散相得益彰，故而收到桴鼓之效。

【資料來源】秦婧等。骨皮生脈湯治療糖尿病 21 例報告。《安徽中醫臨床雜誌》，1995，(1)：4。

13.益氣養陰通脈湯

【藥物組成】黃芪 15～30 克，西洋參 6～12 克（或太子參 15～30 克），玄參 12～24 克，葛根、山藥、天花粉、丹參各 15～30 克，當歸、蒼朮、山茱萸、枸杞子、沙苑子各 9～15 克。

【加減變化】氣虛甚者加白朮、黃精、茯苓；口渴明顯者加沙參、麥冬；煩渴多飲，熱象重者加石膏、知母；小便清長而頻者加桑螵蛸、益智仁；瘀血症狀明顯者加桃仁、紅花；納差者加麥芽、砂仁、雞內金。

【功效】益氣養陰，活血通脈。

【適應症】氣陰兩虛兼瘀血阻滯型 II 型糖尿病。

【用藥方法】水煎服，每日 1 劑，1 個月為 1 療程。服用中藥的同時，配合飲食療法、運動療法及服用降糖西藥，全部病例均不用胰島素治療。

【臨床療效】治療 II 型糖尿病 36 例，其中顯效（臨床症狀基本消

失，空腹血糖降至正常，或空腹血糖較治療前下降 50% 以上，停服降糖西藥 2 個月以上不復發者）12 例；有效（症狀明顯減輕，空腹血糖降至 8.4 mmol/L 以下，降糖西藥口服量較治療前減少 50% 以上）21 例；無效 3 例。總有效率為 91.1%。

【經驗體會】II 型糖尿病為多因素綜合致病，一般認為與遺傳、病毒感染、自身免疫、肥胖、情緒等密切相關，可由七情、房勞、飲食不節、外邪侵襲等所致。筆者臨床體會，臟腑功能虛弱是其發病的重要因素，病變的臟腑以脾腎為主。脾虛運化失職，水穀精微不能輸布於臟腑，營養四肢，故疲乏無力，肢體消瘦。腎氣衰微，則封藏不固，精微之物下趨膀胱而外流，而見尿頻；腎陰不足，陰虛火旺，上灼肺胃而見多飲多食。故脾腎虛弱是本病發病的關鍵，並且貫穿於其發生發展的全過程。不僅如此，瘀血症的存在，也是不可忽視的重要因素。《血證論·發渴》曰：「有瘀血，則氣為血阻，不得上升，水津因不能隨氣上布。」可見陰虛燥熱、正氣虧虛是糖尿病瘀血症的主要原因。故可以認為，氣陰兩虛、瘀血阻滯是 II 型糖尿病及其併發症的基本病機。

治療上從整體調節入手。注重辨證施治，用益氣養陰，活血通脈的方法，陰陽雙調，扶正固本；標本兼治，因能切合病機，故臨床療效滿意。現代藥理證實：黃芪、葛根、蒼朮、玄參、枸杞子等均有顯著降血糖作用。

【資料來源】李廣浩等。〈益氣養陰活血法治療 II 型糖尿病 36 例〉。《湖北中醫雜誌》，1995，(1)：17。

14.益氣養陰袪瘀方

【藥物組成】生黃芪 60 克，山藥、天花粉、葛根各 30 克，黃精、川芎、地龍各 15 克，桃仁、紅花、赤芍、陳皮各 10 克，全蠍（研末沖服）3 克。

【功效】益氣養陰袪瘀。

【適應症】氣陰兩虛兼瘀血型糖尿病。

【用藥方法】水煎服，每日 1 劑，10 天為 1 療程。

【臨床療效】100 例經住院及門診治療後，臨床痊癒（症狀消失，空腹及食後尿糖轉陰性，血糖穩定在 80 ～ 120 mg 以內，空腹血漿胰島素在 24 微單位／毫升以下）70 例；顯效（症狀明顯好轉，尿糖弱陽性，血糖降至 121 ～ 160 mg 之間）19 例；有效（症狀有所改善，尿糖在 "＋" 以上，血糖波動在 180 mg 左右）7 例；無效（症狀和化驗指標無明顯變化）4 例。總有效率為 96%。治療時間最短為 2 個療程，最長為 6 個月。病程長、瘦弱體質者療效較差，病程短，較強體質者療效較好，年齡在 40 歲以上者比青少年患者療效好。伴冠心病、高血壓、高血脂及微血管病變者，在糖尿病好轉時，這些病症也有好轉。

【經驗體會】本病屬氣血津液代謝異常性疾病，嚴重者可傷及元精元氣，由於多種因素造成人體氣化功能失常，致使水穀精微不能正常地蒸化輸布，從而使肺、脾、腎諸臟受損，在臨床上表現為陰津虧損、燥熱內生、氣陰兩虧、氣滯血瘀等證候。而肺脾腎的功能受損又加重氣血津液代謝的障礙，加重病變。現代研究發現：糖尿病患者，其脂肪組織攝取葡萄糖及血漿脂蛋白清除甘油三脂和脂肪酸的能力降低，脂肪合成代謝減弱，脂肪酸和甘油三脂濃度增高，造成血液高凝

狀態，這種狀態可能直接或間接與動脈粥樣硬化的發生與發展有關，也許是併發冠心病、高血壓、高血脂及微血管病變的病理基礎。本病的治療宜益氣以增加機體氣化功能，使津液正常輸布，化生氣血，養陰以潤燥清熱，袪瘀以通絡，使氣血流暢，筆者正是本著這個原則而立法處方，基本方中黃芪益氣生津，調脾肺之氣以升清降濁，藥理研究認為其有強心、擴張血管、改善血液循環及營養狀態等作用；山藥、黃精、天花粉、葛根養陰清熱，潤燥補腎；川芎、桃仁、紅花、赤芍、地龍、全蠍活血化瘀通絡，疏通氣血，藥研究認為這類藥有直接擴張周圍血管，改善臟器缺血狀態，降低糖尿病患者血液粘度等作用。

【資料來源】封俊岩等。〈益氣養陰袪瘀法治療糖尿病 100 例〉。《浙江中醫雜誌》，1995,（2）: 60。

15.（張氏）益氣養陰化瘀湯

【藥物組成】黨參 15 克，麥冬 10 克，生地 10 克，玄參 10 克，知母 20 克，黃芪 15 克，蒼朮 10 克，茯苓 10 克，甘草 10 克，當歸 10 克，丹參 10 克，赤芍 10 克，山藥 10 克。

【加減變化】肢體痛如針刺者加川芎 10 克；視物模糊者加杞果 25 克，菊花 10 克。

【功效】益氣養陰，化瘀通絡。

【適應症】氣陰兩虛兼瘀血型糖尿病。

【用藥方法】將上藥加水適量，水煎 2 次，取煎液 300 mL，早晚分服，日 1 劑。4 週為 1 療程，同時配合飲食療法，飲食控制在 300 ～ 350 克 / 日，保證熱卡。1 個療程結束後，復查血糖、尿糖及餐後 2 h 血糖、24 h 尿糖定量。

【臨床療效】62 例經治療，顯效（治療後症狀基本消失，空腹血

糖 < 7.2 mmol/L，餐後 2 h 血糖 < 8.3 mmol/L，24 h 尿糖定量 < 10.0 克；或血糖及 24 h 尿糖定量較治療前下降 30% 以上者）36 例，占 58.1%；有效（治療後症狀明顯改善，空腹血糖 < 8.3 mmol/L，餐後 2 h 血糖 < 10.0 mmol/L，24 h 尿糖定量 < 25.0 克；或血糖及 24 h 尿糖定量較治療前下降 10% 以上者）25 例，占 40.3%；無效（治療後症狀無明顯改善，血糖、尿糖下降未達上述標準者）1 例。總有效率為 98.4%。

【經驗體會】糖尿病屬於中醫「消渴」範疇。多為長期過食肥甘、醇酒厚味、辛辣刺激食物，損傷脾胃，脾胃運化失司。積於胃中釀成內熱，消穀耗液，津液不足，臟腑經絡皆失濡養而成；或由於情志失調，鬱火傷陰；或由於房勞過度，腎精虧損，虛火內生；或過服溫燥藥物耗傷津液，使燥熱內生，陰津虧虛，終致腎虛、肺燥、胃熱俱現，發為消渴，故臨床「三多」之症狀常並見。另外消渴發病常與血瘀有關，如《血證論‧消渴》：「瘀血發渴者……有瘀血，則氣為血阻不得上升，水津因不能隨氣上布。」消渴日久，耗氣傷津，氣虛血瘀而見多種併發症。如肢體麻木、耳聾雀目、胸痹、中風等。筆者運用益氣養陰化瘀法治療本病取得了較好療效，總有效率為 91.2%。方中用黃芪、黨參、茯苓、甘草益氣健脾；玄參、麥冬、生地、知母以養陰；當歸、赤芍、丹參以活血化瘀，共奏益氣養陰化瘀之功。其中據現代藥理研究玄參與蒼朮，黃芪與山藥相配伍，確有降糖作用。

【資料來源】張芬蘭等。〈益氣養陰化瘀法治療糖尿病 62 例〉。《長白山中醫藥研究與開發》，1995，(2)：11。

16.（高氏）三參湯

【藥物組成】白人參、紫丹參、鮮海參、麥門冬、五味子、細生地、山萸肉、淮山藥、牡丹皮、雲茯苓、川澤瀉、北黃精、天花粉、

枸杞子、北黃芪、珍珠母組成。

【功效】益氣生精。

【適應症】老年氣陰兩虛型II型糖尿病。

【用藥方法】每日 1 劑，水煎分 2 次服，1 個月為 1 療程。

【臨床療效】76 例 II 型糖尿病患者經治療，顯效（症狀基本消失，空腹血糖降至＜ 7.215 mmol/L，餐後 2 h 血糖＜ 8.325 mmol/L，24 h 尿糖定量＜ 1.665 mmol/L，或 24 h 尿糖定量較治療前下降 30% 以上）18 例；有效（症狀明顯改善，空腹血糖降至＜ 8.325 mmol/L，餐後 2 h 血糖＜ 9.99 mmol/L，24 h 尿糖定量較治療前下降 10 ～ 29%）48 例；無效（經 2 個月治療，血糖、尿糖下降未達到有效標準者）10 例。總有效率為 86.84%。

【經驗體會】消渴之病，三消之證難以截然分開，但老年消渴以下消者居多，氣陰兩虛者常見。因此填精益氣，益氣生精是治療老年糖尿病的關鍵。臨床用藥要分清氣虛和陰虛的輕重的不同，偏於氣虛者重用參芪，偏於陰虛者大量用海參，太子參，切忌滲利之品。

臨床中，從常用的補氣養陰藥中體會到重用花粉、黃精、枸杞子、珍珠母等藥對臨床的療效有一定的影響。天花粉其性甘寒，善能治渴，從補藥而治虛渴，從涼藥而治火渴，從氣藥而治鬱渴，從血藥而治煩渴，乃治渴之要藥也。孫思邈云「天花粉乃是治消渴之聖藥也」。因此筆者在臨床中治療氣陰兩虛型消渴時，亦重用天花粉 3 克，生津止渴，效專力宏。黃精乃滋陰益氣之品，既能滋肺陰又能益脾氣，尚能填補脾腎之陰精，且性味平和，補而不膩，臨床中對證用之，其功可見。枸杞平而不熱，有補水制火之能，與地黃同功。故而在使用六味地黃湯之類的方劑時，若見老年人脾胃虛弱，常用枸杞代替生熟地，以防地黃質地粘膩，有礙胃氣。珍珠甘寒滋陰，清熱潛鎮，又能潤肺腎而滋補陰精，效果之妙，不言而喻。

【資料來源】高普等。〈三參湯加減變化治療老年II型糖尿病臨床療效觀察〉。《中國中醫藥科技》, 1995, (2): 36。

17.（孫氏）消渴湯

【藥物組成】生地 15 ～ 30 克，生山藥 20 ～ 60 克，山萸肉 10 ～ 20 克，枸杞子 12 ～ 30 克，黃精 12 ～ 30 克，北沙參 12 ～ 30 克，麥冬 10 ～ 20 克，天花粉 12 ～ 30 克，黃芪 15 ～ 30 克，太子參 20 ～ 30 克。

【加減變化】燥熱渴飲甚者加知母 12 克，生石膏 30 克；多食者加熟地 30 克；食少者加雞內金 12 克；濕困脾胃，舌苔白膩者加蒼朮 10 克，白朮 12 克；濕蘊化熱，舌苔黃膩者加薏苡仁 30 克，澤瀉 12 克；大便秘結者加玄參 12 克；眼目昏花者加穀精草 15 克，菊花 12 克；腰腿痛者加桑寄生 20 克，杜仲 12 克；陽痿者去天花粉，加仙靈脾 12 克；皮膚瘙癢者加白蒺藜 12 克，地膚子 15 克；合併癰疽者加公英 15 克，地丁 15 克；合併高血壓者加夏枯草 15 克，天麻 10 克，牡蠣 24 克；兼有冠心病者加丹參 15 克，郁金 12 克；血脂高者加草決明 15 克，製首烏 30 克；合併腦梗塞者加地龍 15 克，豨薟草 15 克。

【功效】益氣養陰。

【適應症】氣陰兩虛型糖尿病。

【用藥方法】水煎服，日 1 劑，分 2 次溫服。

【臨床療效】126 例經治療，其中顯效（症狀消失，尿糖 "－"，空腹血糖 < 6.5 mmol/L）88 例；有效（症狀顯著減輕，空腹血糖較治療前明顯下降者）30 例；無效 8 例。總有效率為 93.6%。

【經驗體會】筆者對 126 例糖尿病人進行了臨床分析，其病因病機乃由先天稟賦不足，素體陰虛；或情志失調，鬱火傷陰；或因勞慾過度，津虧液耗，腎陰不足；或過服溫燥藥物，耗傷陰津；或因飲食

不節，醇酒厚味，積熱傷津。本病發病初期以肺胃陰虛內熱為多，心肺同居上焦，脾胃表裏相關，肺胃熱盛，壯火食氣，而致心脾氣虛，且燥熱甚則陰愈虛，病程遷延，陰損及陽，而致陰陽兩虛。陰虛乃是導致本病發生的內在因素，為消渴之本，而氣陰兩虛則為本病之基本症型。故擬定了以益氣養陰為主的基本方，方中沙參、麥冬養陰潤肺、益胃生津；生地、枸杞子、山茰肉滋陰補腎填精；山藥、黃精養脾胃，益肺腎，既益氣，又補陰；黃芪、太子參補氣生津，補虛固本。全方可益肺脾腎之氣，養肺胃腎之陰，故對消渴病的治療取得了滿意的療效。

【資料來源】孫文進。〈消渴湯治療糖尿病 126 例臨床觀察〉。《河南中醫藥學刊》，1995,（4）: 46。

18. 參仙湯

【藥物組成】黨參、黃芪、丹參各 20 克，仙靈脾 12 克，黃精 15 克，枸杞子 10 克，花粉 30 克，黃連 6 克。

【功效】益氣補腎填精，活血通絡。

【適應症】氣陰兩虛為本兼瘀血型糖尿病。

【用藥方法】每日 1 劑，水煎 2 次，分 2 次口服，服藥時間宜在上午 9 ～ 10 時，下午 3 ～ 4 時。

【臨床療效】所有患者經治療後血糖與血脂均有明顯改善，臨床症狀明顯緩解。

【經驗體會】目前治療糖尿病在飲食控制，進行運動的前提下，西醫多採用口服降糖藥（磺尿類、雙胍類）或注射胰島素，這固然可以有效降低血糖，但長期反覆應用，難免發生降糖藥的繼發失效，及其副作用的產生。中醫認為本病以氣陰兩虛為本兼瘀血內生，或肺胃

燥熱為標，兩者互為因果，所以在治療上應以益氣生津，補腎填精為主，輔以活血通絡，或清肺胃之熱。筆者自擬參仙湯配合降糖藥治療糖尿病，旨在減少降糖藥的繼發失效，發揮中藥的獨特功能，以調整糖，脂肪代謝，促進血液循環，改善血液高粘狀態。方中黨參、黃芪、仙靈脾益氣溫陽補腎。藥理研究證實，人參有對抗糖尿病脂質過氧化損傷的作用；黃芪對細胞免疫及體液免疫均有促進和調節作用，有增加血小板 CAMP 含量，抑制血小板聚集，降低血液粘稠度，減輕高凝血狀態；仙靈脾有抗東莨菪城對鼠記憶力破壞作用，使記憶力恢復，並可延長細胞生命，增強細胞代謝，推遲細胞老化；黃精、枸杞子補腎填精，益腦明目，可增加心腦腎血流量，提高機體抗病能力而延緩生命的衰老；丹參有活血通絡，祛瘀生新之功；花粉為生津止渴，降血糖之要藥；黃連清肺胃之熱，有減低血糖之效。全方旨在既益氣又養陰，既補血又通絡，陰得生陽得長，從整體上調節了體內陰陽氣血平衡，有效地控制血糖升高，改善患者的整體狀況，提高了生活質量，對減輕、減少、延遲併發症的發生與發展有一定意義。

【資料來源】何翔玲。〈參仙湯治療糖尿病臨床觀察〉。《中醫藥研究》，1995，(4)：12。

19. （王氏）益氣養陰湯

【藥物組成】黃芪 30 克，山藥 30 克，太子參 15 克，麥冬 20 克，五味子 9 克，枸杞子 15 克，生地 15 克，葛根 15 克，花粉 15 克，丹參 30 克，黃連 6～9 克，紅花 12 克。

【加減變化】口渴甚加生石膏 30 克，知母 10 克；大便乾加瓜蔞仁 20 克，肉蓯蓉 15 克；併發冠心病加瓜蔞 15 克，桃仁 12 克，薤白 10 克；併發周圍神經病變加白僵蠶 10 克，土鱉蟲 10 克；腦血管病者

加地龍 12 克，天麻 12 克；糖尿病腎病水腫者加益母草 30 克，茯苓 30 克；視物模糊加菊花 10 克，決明子 15 克；高血壓加服牛黃降壓丸。

【功效】益氣養陰，活血清熱。

【適應症】老年氣陰兩虛型糖尿病。

【用藥方法】日 1 劑，水煎 2 次服。1 個月為 1 療程，2 個療程結束進行療效評定。

【臨床療效】治療老年糖尿病 50 例，其中顯效 19 例，有效 26 例，無效 5 例，總有效率 90%。三多症狀及神疲乏力、頭暈、自汗、胸悶、腰膝酸軟、大便乾結、肢體麻痛等症狀大多明顯減輕或消失。

【經驗體會】老年糖尿病大多屬於 II 型糖尿病，氣陰兩虛是其病理變化特點。近年通過對反映血瘀指徵的血液流變學及血小板功能的研究，證實老年糖尿病患者其指標異常較非老年糖尿病者明顯。說明老年糖尿病者血瘀更為突出。此外本病患者由於年高體弱，陰虛精衰血少，易生燥熱虛火，故老年糖尿病以氣陰兩虛為本，瘀血燥熱為標，益氣養陰、活血清熱法是其重要治則。在具體運用此法時，應兼顧老年人生理機能衰退的特點，扶正宜和緩，忌峻補壅補，活血化瘀藥不宜重用，以免戕伐正氣，陰虛熱盛之候，不可恣用大劑寒涼之品損傷陽氣，應養陰佐以清熱。方中用黃芪、山藥、太子參益氣，麥冬、生地、枸杞、花粉、葛根、黃連養陰兼清熱，五味子益氣斂陰，配以丹參、當歸、紅花活血化瘀，諸藥相伍，補而不膩，清而不寒，斂而不滯，活血無峻猛傷正之虞，故臨床用之收效較好。臨床觀察到氣陰兩虛兼瘀熱型老年糖尿病具有以下特點：⑴病程相對較長。⑵症狀不典型，心、腦、腎及神經病變併發症較多見，無三多症狀，而以口乾、乏力、多汗、舌質暗紅等為主要表現，有的全無症狀，只有在查體或因併發症就診時才發現患有本病。⑶常因肝腎陰虧、虛火灼津而出現口苦、舌咽乾燥、大便乾結等燥熱證候。

　　糖尿病血管病變的形成，除了與高血糖及激素調節失常相關外，血脂增高、血小板聚附性增強、血液流變學異常也是導致其發生發展的重要因素。臨床觀察，本方對併發血管病變有較好的療效，並能明顯降低升高的血脂，改變血液流變學的異常狀態。

　　臨床發現，在益氣養陰、活血清熱的方劑中，加入適量的黃連能增強清熱降糖效果。若燥熱證輕微，宜小劑量黃連與生地、花粉相配；燥熱較甚，則加大黃連劑量，並在以上配伍的基礎上酌加石膏、知母等，以增強清熱之力。藥理實驗表明，黃連不僅有降血糖和抗菌作用，還有擴張血管、降低血壓、增加冠脈血流量和降低膽固醇的作用，因而黃連可廣泛用於糖尿病合併感染、高血壓、冠心病等的治療。

　　【資料來源】王忠琳等。〈益氣養陰活血清熱法治療老年糖尿病 50 例〉。《山東中醫雜誌》，1995，(5)：198。

20. 消渴方

　　【藥物組成】黃芪 40 克，生地 30 克，玄參 20 克，花粉 20 克，山藥 25 克，蒼朮 10 克，石膏 30 克，知母 15 克，枸杞子 30 克，五味子 15 克，丹參 20 克，麥冬 30 克，烏梅 10 克，丹皮 15 克。

　　【功效】滋陰益氣生津。

　　【適應症】氣陰兩虛型糖尿病。

　　【用藥方法】水煎服，日 1 劑，分 2 次溫服。

　　【臨床療效】治療 42 例，其中臨床基本治癒（空腹血糖正常，尿糖轉陰，自覺症狀消失）13 例，占 31%；顯效（空腹血糖接近正常，尿糖也下降但未轉陰，自覺症狀明顯減輕）8 例，占 19%；有效（血糖、尿糖有所下降，自覺症狀好轉）17 例，占 40%；無效（血糖、尿糖變化不大，自覺症狀無改善）4 例。總有效率為 90%。

【經驗體會】本病臨床以虛熱證最為多見，病人還可以氣陰兩傷，陰陽俱虛，故筆者在臨床以滋陰益氣生津為主，兼以清熱扶正袪邪並用。方中玄參、知母、丹皮、石膏滋陰清熱；山藥、枸杞、麥冬、烏梅、五味子甘酸化陰；加花粉則是增生津止渴之力。根據臨床報導，蒼朮有降低血糖、尿糖作用，諸藥雖然性燥，但根據臨床觀察，用之無妨，有一定療效。

【資料來源】李春等。〈自擬消渴方治療糖尿病 42 例〉。《中醫藥資訊》，1995，(6): 29。

21.平糖飲

【藥物組成】人參莖葉、生黃芪、山萸肉、生地、麥冬、花粉、山藥、枸杞子、三七粉、山楂、黃連、大黃。

【加減變化】挾瘀血者加桃仁、紅花、荔枝核、鬼箭羽等；挾痰濕者加陳皮、半夏、炒枳殼、竹茹等；兼有冠心病者加丹參、仙鶴草、郁金；兼高血壓者加生龍牡、膽草、鉤藤、珍珠粉；有眼底病變者加石斛、菊花、密蒙花；兼下肢血管病變者加雞血藤、葛根、薑蠶、當歸；腎病加西紅花、片薑黃。

【功效】益氣養陰，活血清熱。

【適應症】氣陰兩虛型糖尿病，症見乏力氣短，口渴喜飲，多食善饑，手足心熱，煩熱急躁，自汗盜汗，跟膝酸軟，大便秘結，舌紅苔少，脈細數。

【用藥方法】日 1 劑，水煎分 2 次溫服，服藥中定期測定血糖、尿糖、血脂、肝腎功能等有關指標，並囑患者注意飲食控制，積極運動配合治療。

【臨床療效】治療 84 例，其中臨床緩解（空腹血糖＜ 6.1 mmol/L，

餐後 2 h 血糖 ≦ 8.3 mmol/L，血脂正常，尿糖 "－"，臨床症狀消失）19 例，占 23%；顯效（空腹血糖 < 7.22 mmol/L，餐後 2 h 血糖 ≦ 10.8 mmol/L，總膽固醇 < 5.96 mmol/L，甘油三酯 < 1.47 mmol/L，尿糖 "＋＋＋"，症狀明顯減輕）23 例，占 27%；有效（空腹血糖 < 8.3 mmol/L，餐後 2 h 血糖 < 11.11 mmol/L，總膽固醇 < 6.48 mmol/L，甘油三酯 < 1.7 mmol/L，尿糖 "++"，臨床症狀有所減輕）27 例，占 32%；無效（各項指標達不到上述要求）15 例，占 18%。總有效率為 82%。

【經驗體會】平糖飲一方以人參莖葉為主，它具有益氣生津，扶正固元，增加機體免疫功能，降低患者空腹血糖，刺激胰島素生成的功效；黃連清熱瀉火，佐人參之濕燥，保護胃陰，動物實驗證明黃連除具有抗升糖激素外，還與促進胰島 β 細胞再生與功能恢復有關；大黃除有助黃連瀉火救陰外，現代研究大黃有對抗機體對胰島素的抵抗作用，從而達到降糖效果；三七粉、山楂為活血降脂佳品，有降低血清總膽固醇和甘油三酯，減輕主動脈粥樣硬化，及擴張冠狀動脈和周圍血管等作用。上方諸藥配伍達到益氣養陰以治本，活血清熱以治標。使氣陰得復，氣血流通，平衡陰陽。

【資料來源】張力。〈平糖飲治療氣陰兩虛型糖尿病 84 例療效觀察〉。《北京中醫》，1995, (6): 20。

22.地黃飲子

【藥物組成】人參 9 克，黃芪 24 克，甘草 6 克，生地 24 克，熟地 12 克，天冬 15 克，麥冬 15 克，石斛 15 克，澤瀉 9 克，炒枳殼 9 克，枇杷葉 6 克。

【加減變化】口乾口渴明顯加葛根、天花粉等；小便頻數加益智

仁、桑螵蛸等；便乾燥結加瓜蔞仁、郁李仁等；合併視網膜病變者加平肝明目之品，如菊花、草決明、枸杞子等；合併末梢神經炎者加養血活血之品，如當歸、海風藤、雞血藤等；合併皮膚感染者加清熱解毒之品，如赤芍、地丁、蒲公英、黃柏等。

【功效】益氣滋陰，生津止渴。

【適應症】氣陰兩虛型糖尿病。

【用藥方法】水煎服，日 1 劑，分 2 次溫服，2 個月為 1 療程，一般服藥 1 ～ 3 個療程，治療期間停用其他降糖藥物，並嚴格控制飲食。

【臨床療效】治療糖尿病 20 例，其中顯效（臨床症狀基本消失，空腹血糖降至正常或比治療前下降 50% 以上，尿糖定性"－"～"±"）5 例；有效（症狀明顯改善，空腹血糖比治療前下降 30% 以上，尿糖定性"＋＋"）11 例；無效（經兩個療程以上的治療，臨床症狀無改善，血糖及尿糖未下降或下降未達到以上標準者）4 例。總有效率為 80%。

【經驗體會】地黃飲子具有滋陰益氣、生津止渴功效，方中人參、黃芪、甘草補益元氣；天冬、麥冬、生地、石斛甘寒清潤，長於滋燥澤枯，養陰生津；枇杷葉清泄苦降，使肺胃之熱下泄；枳殼、澤瀉疏導兩腑。據現代藥理研究，人參、黃芪、天冬、麥冬都具有降低血糖，減除尿糖之效，對改變糖耐量和胰島分泌功能有雙向調節作用。患者服用煎劑的量不宜過少，一般 1 天不低於 600 ～ 800 mL，若能以藥代茶，效果更佳，既可治陰虛之本，又能治煩渴之標。經觀察，糖尿病患者雖多見陰虛內熱之症，但以神疲乏力為明顯症狀者，故在治療上必須益氣養陰並重。本方在臨床上應重用黃芪、生地。黃芪補氣生血、生津止渴，生地則不僅具有養陰滋腎作用，又有降血糖及很強的抑制血栓形成作用。老年人糖尿病往往伴有高脂血症，繼發心血管、視網

膜系統的病變和神經末梢炎等，在治療上應根據病情發展不同階段所表現的不同症狀，在主法、主方的基礎上結合症狀適時增損，可望避免或減輕併發症，收到理想療效。

【資料來源】劉玉琴。〈地黃飲子方治療氣陰兩虛型糖尿病 20 例臨床觀察〉。《上海中醫藥雜誌》，1995，(8)：28。

23.沙參麥冬湯

【藥物組成】北沙參、丹參各 20 克，麥冬、黃精、當歸、玉竹各 10 克，生山藥、菟絲子各 15 克，天花粉、地錦草、荔枝核各 30 克。

【加減變化】陰虛熱盛型加黃連 5 克，知母 10 克；氣陰兩虛型加熟地、白朮各 12 克；陰陽兩虛偏陰虛者加生熟地各 12 克；偏陽虛者加附子 5 克，肉桂 3 克。

【功效】益氣養陰，利濕化瘀。

【適應症】氣陰兩虛型糖尿病。

【用藥方法】每日 1 劑，水煎約 300 mL，早晚各 1 次溫服。28 d 為 1 療程。

【臨床療效】治療糖尿病 186 例，其中顯效（治療後症狀基本消失，空腹血糖小於 7.15 mmol/L，餐後 2 h 血糖＜ 8.25 mmol/L）106 例，占 57.0%；有效（治療後症狀明顯改善，空腹血糖小於 8.25 mmol/L，餐後 2 h 血糖＜ 9.90 mmol/L）60 例，占 32.2%；無效（經 3 個月以上治療，血糖、尿糖下降未達到有效標準者）20 例。總有效率為 89.2%。症狀消除或改善者 173 例，占 93.0%，在治療中無 1 例症狀加重或惡化。

【經驗體會】糖尿病相當於中醫中的消渴病，以陰虛內燥為基本病機，本病遷延日久，往往陰損及陽，出現氣陰兩虛，陰陽兩虛。病

位以肺、脾、腎受累為主。沙參麥冬湯出於清・吳鞠通之《溫病條辨》，功能清養肺胃，生津潤燥，本方在養陰潤燥的基礎上，還兼顧了補益脾氣，養血活血，清熱利濕，溫補腎陽作用。消渴者胃雖能受納但脾不能化水穀之氣為精微，機體不能吸收利用反隨尿排出，故可見三多一少及尿甘如糖，脾氣虛，生化乏源而致血虛，血虛又可使陰虛火旺，煎熬津液，耗灼營血，使血液粘滯，而致血瘀。氣虛運血無力，亦可引起氣虛血瘀，使病情加重、併發症出現。現代醫學病理研究亦表明，瘀血存在於糖尿病的早、中、晚各期。糖尿病存在著微循環障礙與血液高凝狀態，臨床上也常見糖尿病患者有舌紫、舌下脈絡迂曲等瘀血表現，糖尿病的併發症更與瘀血有著密切的聯繫。脾不布津，每可生濕，久而釀生濕熱，濕熱阻遏則又影響脾津輸布。善補陰者必陽中求陰，諸多醫家根據這一生理特點對於頑固性尿糖居高不下者多從溫補腎陽入手，陰陽並補，確能獲得可喜之功。本方既能益氣養陰，又能利濕化瘀，肺、脾、腎兼顧，現代藥理學研究業已證明，天花粉、地錦草、荔枝核、黃精等單味藥都具有一定的降糖作用，故在臨床應用中可取得較好療效。

【資料來源】祁松強。〈沙參麥冬湯治療糖尿病 186 例〉。《陝西中醫》，1995，⑾：482。

24.益安降糖散

【藥物組成】黃芪、元參、丹參、肉蓯蓉、山楂、鬼箭羽、五味子、山藥、山楂。

【功效】益氣養陰。

【適應症】氣陰兩虛型糖尿病，臨床症見神疲乏力、少氣懶言、五心煩熱、畏熱汗多或有盜汗、胸悶、心悸、失眠、手足疼痛麻木及

視力、記憶力、性功能減退，舌淡紅，或淡胖有齒印，脈虛數無力。

【用藥方法】上藥經水漂洗去除雜質，其中元參、肉蓯蓉、鬼箭羽、山藥、山楂等加水煎煮 3 次，合併濾出液，濃縮。餘藥碾粉，過 100 目篩，與上述濃縮液充分混和、烘乾裝入 "0" 號膠囊。每粒膠囊含生藥 5 克。每服 6 粒，每日 3 次。飯前半小時溫開水送服。30 日為 1 療程。同時配合西藥，依血糖情況選用西藥達美康 80 ～ 160 mg/d，隨病情好轉，藥量遞減，直至停用。

【臨床療效】治療 180 例，其中顯效（經 3 個療程治療，空腹血糖穩定至 ≦ 7.2 mmol/L，臨床症狀基本消失）117 例，占 65%；有效（空腹血糖降至 < 8.0 mmol/L，臨床症狀明顯減輕）36 例，占 20%；無效（空腹血糖雖有降低，但不穩定，臨床症狀變化不大）27 例，占 15%。總有效率為 85%。

【經驗體會】陰虛燥熱是糖尿病的基本病機，它從病因辨證方面提示了致病的特點。但隨著病程的遷延，病理機制則發生相應的改變，表現為氣、血、陰、陽的失衡，使整體機能處於盛衰失調的狀態。病變能波及全身多個系統，特別是諸多併發症的產生，臨床表現複雜化。臟腑的失調反過來又加重糖尿病本身。氣陰兩虛是經由陰虛燥熱轉化而來，是病情深化的結果，並由此貫穿於整個病程，成為糖尿病諸病理階段所共有的一個特徵。「益安降糖散」以黃芪補中益氣，元參滋陰降火，丹參活血化瘀，肉蓯蓉、五味子補腎生津，鬼箭羽清熱通絡，山藥、山楂健脾行氣，花粉養胃生津，在降糖西藥的支持下，能迅速調理臟腑氣機，不僅降低血糖，且能改善臨床症狀，防治糖尿病的併發症。

【資料來源】李志穎。〈益安降糖散為主綜合治療氣陰兩虛型糖尿病〉。《中醫藥研究》，1996，(2)：10。

25.滋陰活血湯

【藥物組成】太子參、黃芪、淮山藥、生地、玄參、杞子、知母、黃柏、丹皮、丹參。

【加減變化】口渴多飲，加花粉、石斛、黃精、玉竹；多食善饑，加川連、生石膏；視物模糊，加杭白菊、女貞子；頭暈頭痛，加天麻、鉤藤、川芎；體倦、苔白膩，加米仁、蒼朮、佩蘭；半身不遂，加桃仁、紅花、地龍；久病氣虛，去丹皮，改太子參為黨參或人參。

【功效】益氣養陰，清熱活血。

【適應症】氣陰兩虛兼瘀血型糖尿病。

【用藥方法】水煎服，每日 1 劑。所有患者控制飲食，維持原來降糖西藥的用法及用量。

【臨床療效】治療糖尿病 81 例，其中顯效（症狀消失，體力基本恢復，空腹血糖降至正常範圍 ≦ 7.2 mmol/L，或血糖下降 2.8～4.48 mmol/L 以上，空腹尿糖轉陰）58 例，占 71.6%；有效（症狀基本消失，體力基本恢復，空腹血糖穩定於＜ 8.3 mmol/L，或空腹血糖下降 1.68～ 2.80 mmol/L 以上，空腹尿糖定性減少 "＋＋"）14 例，占 17.3%；無效（經 2 個月以上治療，血糖和尿糖下降未達到以上標準者）9 例，占 11.1%。總有效率為 88.9%。

【經驗體會】筆者通過臨床實踐認為，脾虛腎虧是糖尿病發生的重要病理基礎，關係到糖尿病的發生、發展及預後。脾虛失運，濕蘊化熱，熱灼津傷，燥熱內生，上灼肺津，下耗腎陰，從而產生一系列症狀。腎陰不足，陰虛火旺，上灼肺胃，而致肺燥胃熱，症狀迭起。因此，在治療上應緊緊抓住健脾益氣，滋腎養陰這一中心環節，早用益氣養陰之品，是為治本之法，同時也有助於預防併發症的發生。臨

床觀察到糖尿病患者均有不同程度的血液流變學改變，較多地表現在甲皺微循環、血小板聚集率及血脂的改變，提示血瘀不僅是糖尿病慢性併發症的主要病理基礎，而且貫穿於糖尿病的始終，有的早期病例，從四診角度不能確定其有瘀血存在，只是程度尚輕，不易察覺而已。所以，在糖尿病的治療上，活血化瘀法的應用是必需的，且應貫穿於全過程，對提高療效很有幫助。

【資料來源】孔麗君。〈益氣養陰清熱活血法治療糖尿病81例小結〉。《浙江中醫雜誌》，1996，(3)：113。

26.克糖飲

【藥物組成】黃芪、黃精、生地、麥冬、丹參、山茱萸、花粉、知母、黃連、丹皮、玄參、枸杞子、水蛭（乾燥研末沖服）。

【功效】益氣健脾，滋補腎陰，活血化瘀。

【適應症】氣陰兩虛兼瘀血型II型糖尿病。

【用藥方法】日1劑，水煎每次150 mL，日服2次，2個月為1療程。

【臨床療效】30例患者經治療，顯效率63.3%，好轉率23.7%，無效率13%，總有效率87%。

【經驗體會】糖尿病無論病因症情如何不同，隨病情發展，大多損脾氣耗腎陰而演變為氣陰兩虛，病至脾腎往往難以在短期扭轉，遷延不癒亦決定了本型患者數量最多。氣虛久則血運遲滯，陰虛津熬則易生熱內擾血分，合為血熱瘀毒內積而致併發症叢生，因此本型消渴症應以補脾氣，滋腎陰，兼涼血化瘀為大法，則即治已病亦能截斷未病之變生。基於此，克糖飲方用黃芪、黃精、山茱萸、枸杞子滋腎補脾；以甘苦寒之麥冬、黃連與花粉、知母合用以瀉熱解毒堅陰；並據

本病傳變之規律，佐以丹皮、丹參、玄參、水蛭等涼血化瘀，即消除血分之燥熱，又能祛瘀存津以補中寓消，全方系統調節至氣復陰回。臨床結果顯示本方治療後患者臨床症狀基本消失，血糖血脂下降，尤以乏力、口乾等氣陰不足症狀改善極為明顯，即使實驗指標變化不顯的病人其症狀亦明顯緩解，可見本方切中病機，行之有效。

【資料來源】吳深濤。〈克糖飲治療II型糖尿病（氣陰兩虛型）的臨床研究〉。《中醫藥學報》，1996，(6)：20。

27.（蔣氏）三消湯

【藥物組成】黃芪、白朮、玉竹、天花粉、生地、麥冬、黃精、百合、沙參、棗皮、山藥。

【功效】益氣養陰。

【適應症】氣陰兩虛型糖尿病。

【用藥方法】每日 1 劑，分 2 次煎服，每次取汁 350 mL，20 天為 1 療程，一般 2 至 3 個療程。服藥期間忌吃糖類零食，控制飯量，待血尿糖測定均恢復在正常範圍內後，再用上藥製成丸劑，繼續服 1 至 2 個月，鞏固療效。

【臨床療效】63 例病人中，治癒（病人自覺症狀消失，空腹時血尿糖測定均屬正常，隨訪 3 年內無復發）33 例；好轉（病人自覺症狀減輕，空腹血糖測定在 120 ～ 150 mg%，尿糖測定弱陽性）28 例；無效（臨床症狀無改善，空腹血尿糖測定仍同治療前）2 例，平均住院時間為 42 天。

【經驗體會】消渴的治療，大體都以三消論治，以渴而多飲為上消，消穀善饑為中消，口渴小便如膏者為下消，在臨床中，上述症狀很難截然分開，往往錯綜複雜。筆者不拘上中下三消之說，認為人體

是一個有機的整體，是以五臟為核心的，生理上互相聯繫，病理上互相影響，採用三消同治，肺脾腎同補的方法，但又注意辨證施治，分清主次，選方用藥有所側重，這樣既重視了整體觀，又注重了辨證施治，所以療效滿意。

【資料來源】蔣厚安〈自擬三消湯治療糖尿病 63 例〉《湖南中醫藥導報》1997，⑴：29。

28.（伍氏）降糖飲

【藥物組成】白參 10 克，黃芪 15 克，麥冬 20 克，沙參 20 克，天冬 20 克，五味子 5 克，熟地 15 克，生地 15 克，枸杞 20 克，天花粉 30 克，黃連 4 克，千里光 10 克。

【功效】益氣養陰、清熱生津。

【適應症】氣陰兩虛型糖尿病。

【用藥方法】每日 1 劑，水煎服，3 週為 1 療程，連續治療 2 個療程。

【臨床療效】35 例患者經 2 個療程治療，顯效（治療後症狀基本消失，空腹血糖降至＜ 7.2 mmol/L，餐後 2 小時血糖＜ 8.3 mmol/L，24 h 尿糖定量＜ 10 克；或 24 h 尿糖定量較治療前下降 30% 以上）23 例；有效（治療後症狀明顯改善，空腹血糖降至＜ 8.3 mmol/L，餐後 2 h 血糖＜ 10.0 mmol/L，24 h 尿糖定量在 10 ～ 25 克；或 24 h 尿糖定量較治療前下降 10 ～ 29% 者）7 例；無效（治療後症狀無明顯改善，血糖、尿糖下降未達有效標準者）5 例。總有效率 85.7%。

【經驗體會】糖尿病是一種代謝內分泌病，其特徵為血糖過高、糖尿、葡萄糖耐量減低，與中醫學「消渴病」基本吻合。古人把消渴分為上、中、下三消，上消多飲屬肺、中消善饑屬胃、下消多尿屬腎。

但臨床上很難截然分開，往往肺、胃、腎兼而有之。先天不足或後天失調，勞累過度，房事失節，七情過激，膏粱厚味，飲食所傷或感受外邪，化熱傷陰，使陰津虧耗、燥熱偏盛，久之經脈臟腑失養形成本病。對絕大多數糖尿病人來說，陰虛為病之本、燥熱為病之標，燥熱傷津耗氣的結果必然出現氣陰兩虛。氣虛失於固攝或汗多，或精微物質隨津液中之濁者直趨膀胱，出現尿多且甜之症，傷津耗津加重氣虛，氣虛反過來不能化生津液加重陰虛，形成惡性循環。因此氣陰兩虛在糖尿病發展的病理過程中占主導地位。遵《內經》「熱淫所勝，治以甘苦」的原則，取補氣增液，養陰清熱為基本治法，達到水盛火自滅，津充燥自除的目的。方中選用白參、黃芪益氣；麥冬、沙參、天冬補肺生水；熟地、枸杞補腎滋陰；取黃連、千里光苦寒清熱。全方共奏益氣養陰、清熱生津、攻補兼施之功效。其次要節制飲食、調節情欲。因而取得較好療效。

【資料來源】伍群業等。〈降糖飲治療氣陰兩虛型糖尿病 35 例臨床觀察〉。《湖南中醫學院學報》，1997，(2)：20。

29.（張氏）益氣養陰湯

【藥物組成】黃芪 20 克，太子參 15 克，生地黃 20 克，山藥 30 克，天花粉 30 克，蒼术 10 克，玄參 15 克，葛根 30 克，丹參 18 克，澤瀉 20 克，何首烏 15 克，枸杞子 20 克。

【加減變化】合併冠心病者加瓜蔞 20 克，當歸 15 克；高血壓者加菊花 15 克，鉤藤 30 克；肢體麻木者加白芍 12 克，雞血藤 30 克。

【功效】益氣養陰、生津止渴、活血化瘀。

【適應症】氣陰兩虛夾瘀型 II 型糖尿病。

【用藥方法】水煎服，日 1 劑，早晚 2 次分服，30 d 為 1 療程。

【臨床療效】80 例病人，顯效（治療後症狀基本消失，空腹血糖 < 7.28 mmol/L，餐後 2 h < 8.4 mmol/L，24 h 尿糖定量 < 10 克，並較前下降 30% 以上）46 例，占 57.5%；有效（治療後症狀明顯改善，空腹血糖 < 8.4 mmol/L，餐後 2 h < 10.08 mmol/L，24 h 尿糖定量在 10～25 克，血尿糖較前下降 10～29%）28 例，占 35%；無效（經 3 個月以上治療，血糖、尿糖下降未達到有效標準者）6 例，占 7.5%。總有效率為 92.5%。

【經驗體會】臨床觀察發現中老年糖尿病多屬 II 型，其病因多由於臟腑功能衰退、內分泌紊亂等因素引起。正如《靈樞・五變》所說：「五臟皆柔弱者，善病消癉」。病變的臟腑以肺、脾、腎為主。其表現除血糖增高外，病久者常併發心腦血管、腎、眼及神經等病變。三多一少症狀多不典型，有的僅表現口乾欲飲，而形體較胖，多數患者具有胸悶、氣短、神疲乏力、頭暈等表現，面色無華或晦暗，舌體胖，邊有齒印，舌質紅或暗紅，苔花剝或少苔，脈弦細無力等。部分患者伴有血脂增高，血液流變學異常。本組患者有 43 例血脂增高，占 50% 以上。

根據中老年糖尿病的症狀表現及化驗檢查顯示，屬氣陰兩虛者居多，故治療以益氣養陰為主，兼以降脂活血通絡，調補脾腎兼補他臟，方中黃芪、太子參益氣健脾而止消渴，且太子參補氣而不燥，山藥養陰補腎、生津止渴，三者配伍，氣陰雙補，相得益彰；生地黃、天花粉清熱滋陰，生津止渴；蒼朮燥濕健脾，有「斂脾精不禁，治小便漏濁不止」之功；玄參為滋陰降火、潤燥除煩之要藥；葛根能生津止渴、丹參活血化瘀、清心除煩；何首烏、枸杞子補肝腎益精血；澤瀉利水滲濕泄熱。現代藥理研究證明：黃芪、生地黃、天花粉可使胰島 β 細胞膜上的葡萄糖受體功能增強，致使胰島素釋放量增加，從而使血糖降低；何首烏、澤瀉、枸杞子能阻止膽固醇在體內的合成與沉積，促

進脂質的排泄，減輕脂質的沉積，降低血液粘稠度。諸藥合用，具有益氣養陰、生津止渴、活血化瘀、降低血脂之功效。本方既能降低血糖、尿糖、血脂，又能預防和改善糖尿病合併心腦血管等併發症，因配伍合理，故療效顯著。

【資料來源】張鳳霞等。〈益氣養陰湯治療II型糖尿病 80 例〉。《山東中醫藥大學學報》，1997，(3)：201。

30.養陰化瘀丹

【藥物組成】天花粉、黃精、麥冬、生地黃、枸杞子、山萸肉、玉竹、鬼箭羽、丹參、當歸、生石膏、知母。

【加減變化】若口渴甚加沙參、元參；多食加地骨皮；多汗加黃芪、牡蠣；失眠加龍骨、炒棗仁；五心煩熱加黃柏；胸脅脹滿加柴胡、枳殼；胃熱津傷甚加沙參；血脂高加山楂、虎杖；眼底改變加草決明、石決明；皮膚瘙癢加白蒺藜、地膚子。

【功效】養陰潤燥，化瘀生津。

【適應症】氣陰兩虛夾瘀型糖尿病。

【用藥方法】上藥共研細末，裝入 "0" 號膠囊，每粒 0.5 克，每次 5 粒，日服 3 次，1 個月為 1 療程。

【臨床療效】經過 1～3 個療程，50 例患者治癒（症狀消失，實驗室檢查多次正常）16 例，占 32%；好轉（主要症狀及有關實驗室檢查有改善）31 例，占 62%；無效（症狀及實驗室檢查無變化）3 例，占 6%。總有效率為 94%。

【經驗體會】糖尿病屬於中醫「消渴」範疇。其形成主要是由於恣嗜肥甘，五志過極，勞慾過度所致。主方中天花粉、黃精、玉竹、麥冬養陰清肺；黃精、玉竹質潤，補養肺脾之陰，且補而不膩，麥冬

還可瀉肺中之伏火，清胃中之邪熱，生地黃滋陰增液；山萸肉補肝腎而澀精氣，枸杞子滋腎潤肺而明目，生石膏清泄肺胃、生津止渴，知母清熱生津，二者均有較好降糖作用；鬼箭羽、丹參、當歸活血化瘀，血行津布則燥熱可解，瘀化氣暢則陰液自生。據報導鬼箭羽的提取物草醯乙酸鈉能刺激胰腺及細胞增生，促進胰島素的分泌，從而起到降低血糖作用。諸藥配伍，相輔相成，共奏養陰潤燥，化瘀生津之功效。

【資料來源】姬雲海。〈養陰化瘀丹治療糖尿病 50 例〉。《內蒙古中醫藥》，1997，⑷：6。

31. 生津湯

【藥物組成】人參（另煎兌）5 ～ 8 克（一般用生曬參，陰陽兩虛型用紅參），生地黃 30 克，麥冬、玉竹、山藥各 15 克，地骨皮、天花粉各 20 克，山茱萸、沙苑子各 12 克。

【加減變化】陰虛燥熱型加知母、生石膏、北沙參、石斛清熱養陰生津；氣陰兩虛型加黃芪、黃精、黑豆衣益氣固表；陰陽兩虛型加肉蓯蓉、益智仁、芡實溫腎固澀；兼血瘀者，加丹參、赤芍、當歸、牛膝活血化瘀；腎虛而肝陽上亢者，加杜仲、桑寄生、石決明、決明子、夏枯草益腎平肝潛陽；消渴重而血糖、尿糖難降者，另加豬胰 1 具，煮食。

【功效】益氣養陰生津。

【適應症】陰虛燥熱型與氣陰兩虛型 II 型糖尿病。

【用藥方法】水煎服，日 1 劑，分 2 次溫服。同時要求禁食含糖食物，酌情控制主食（米、麵），適當食用豆類，多食蔬菜等副食。

【臨床療效】治療 80 例，其中臨床治癒（糖尿病症狀基本消失，空腹血糖＜ 6.1 mmol/L，餐後 2 h 血糖＜ 7.2 mmol/L，24 h 尿糖微量～ 10 克）

18 例；好轉（糖尿病症狀大多消失，空腹血糖明顯下降＜ 7.2 mmol/L，餐後 2 h 血糖＜ 8.3 mmol/L，24 h 尿糖總量＜ 10 克）40 例；有效（糖尿病症狀減輕，空腹血糖＜ 8.3 mmol/L，餐後 2 h 血糖＜ 10 mmol/L，24 h 尿糖總量＜ 15 克）16 例；無效（糖尿病症狀無改善，血糖、尿糖無明顯下降）6 例。

【經驗體會】糖尿病以多飲、多食、多尿及消瘦為主症，臨床所見，II 型糖尿病有部分患者，其症狀並不典型，辨證除陰虛燥熱外，氣陰兩虛、陰陽俱虛者亦並不鮮見。治療總以生津、保津為要務，並結合辨證用藥，方能提高療效。自擬生津湯方中，人參大補元氣，生津止渴，現代藥理研究證明具有降低血糖，並與胰島素有協同作用；生地黃、玉竹滋陰養液以生津；地骨皮、麥冬、天花粉清肺益胃、養陰生津，亦有一定的降血糖作用；山藥益肺健脾補腎；山茱萸、沙苑子補腎固澀以保津。全方氣陰並補，開源塞流，生津保津，其效更宏。對陰陽俱虛者，可加入肉蓰蓉、益智仁等補陽藥。其辨證加減用藥，可使本方適用於 II 型糖尿病的不同證型而有較好的療效。由於人參價貴，在血糖基本控制後，可改用太子參作鞏固治療。從辨證分型療效比較表可以看出，本方對陰虛燥熱型與氣陰兩虛型療效較好，陰陽兩虛型次之，療效較差者亦與病程較長、病情深重有關。可見早期診斷和治療，並配合糖尿病飲食以長期控制血糖、尿糖也很重要。

【資料來源】周金良。〈生津湯治療 II 型糖尿病 80 例〉。《浙江中醫學院學報》，1997,（6）：19。

32.降糖活血沖劑

【藥物組成】黃芪、生地、知母、山藥、太子參、女貞子、天花粉、葛根、丹參、赤芍。

【加減變化】如「三多一少」明顯者加服石膏 25 克（先煎 20 min）、黃連 10 克；腎陽虛、肢冷者加服附片 20 克（先煎），仙靈脾、菟絲子各 15 克；伴高血壓、頭痛眩暈者加夏枯草 12 克，石決明 20 克，鉤藤 12 克（後下）；伴冠心病按說明書加服蘇合香丸；伴視網膜炎、視力下降者，加服青葙子、草決明子各 10 克；伴腎病，見水腫、蛋白尿者，加服澤瀉、續斷、金櫻子各 10 克；伴神經末梢炎者加服雞血藤、絡石藤、威靈仙各 12 克。

【功效】補肝腎、益氣陰、活血降糖。

【適應症】氣陰兩虛兼瘀血型糖尿病。

【用藥方法】上藥各等份，加工製成沖劑（製作中忌加糖類物質）。每日服 3 次，每次服 15 克。1 個月為 1 療程，治療 1～2 個療程後連續查血糖 3 次以上。

【臨床療效】所有患者用藥後血糖明顯下降，症狀明顯改善。

【經驗體會】糖尿病基本病機為陰虛燥熱，但病情日久，可致氣陰兩傷，脾腎雙虧，此其本病發病根本。久病入絡，而致瘀血。瘀血阻滯氣機，津液難以發散，又加重消渴。有鑑於此，筆者創降糖活血沖劑，旨在補腎滋陰活血。方中黃芪、太子參益氣；知母滋陰降火，「知母消肺金，制腎水化源之火，去火可以保陰，是即所謂滋陰……為滋陰降火之要藥」；生地、女貞子滋補肝腎之陰；山藥補脾陰，此 6 味治脾腎之陰虛；丹參、赤芍活血化瘀；天花粉、葛根等藥實驗證明能有效地降低血糖。

【資料來源】張正浩等。〈自創降糖活血沖劑治療II型糖尿病 60 例〉。《安徽中醫臨床雜誌》，1997，(6)：283。

33.平消飲

【藥物組成】玉竹、麥冬、沙參、巴戟天、太子參、扁豆、山藥、女貞子、旱蓮草、黨參、白朮、雲苓、丹參。

【加減變化】煩渴多飲，消穀善饑明顯屬陰虛熱盛者，加地骨皮、石膏、知母、花粉；肢倦乏力、心慌氣短、口乾多飲、心煩失眠、自汗、盜汗，屬氣陰兩虛者，加黃芪、五味子，重用太子參；兼有腰膝酸軟，形寒肢冷，尿多而濁，食少乏味，屬陰陽兩虛者，加鹿角霜、山萸、附子、菟絲子；兼有各種併發症屬血脈瘀滯者，加雞血藤、紅花、澤蘭、水蛭。

【功效】益氣養陰，滋腎活血。

【適應症】氣陰兩虛兼瘀血型糖尿病。

【用藥方法】水煎早晚２次分服，日１劑。

【臨床療效】治療非胰島素依賴型糖尿病 36 例，其中臨床治癒（臨床症狀消失，尿糖陰性，血糖正常範圍，隨訪兩年無復發者）10 例；顯效（臨床症狀消失，尿糖陰性，血糖基本恢復正常，半年以上無復發者）16 例；好轉（臨床症狀消失，血糖尿糖降低，但未正常）9 例；無效（經服藥後臨床症狀改善不明顯，血糖尿糖無改善）1 例。總有效率為97.2%。

【經驗體會】中醫對糖尿病的認識有著極為豐富的理論，歷代醫家積累了豐富的經驗，一般認為其辨證分析為燥熱陰虧→氣陰兩虛→陰陽俱虛這樣一緩慢過程。根據各家臨床經驗及個人臨床體會，筆者認為氣陰兩虛型為糖尿病常見證型，腎為先天之本，脾為後天之本，糖尿病的發生尤與脾腎有關。脾胃為後天之本，不僅是氣血津液生化之源，也是氣機升降和津血運行的樞紐，若樞機不利，則氣血津液運

化失常，百病叢生；脾主運化，全依賴脾陰與脾陽的平衡協調實現，脾又為諸陰之首，由於陰虛燥熱，致使脾陽受損，脾之升降功能失常，而陰津大量流失，氣隨液脫，致元氣大傷，則生化無權，久則氣陰兩傷。腎為先天之本，腎精不足，或燥熱灼精，陰虛火旺，五臟失於濡養，日久陰損及陽，腎陽不足，不能溫煦五臟，最終導致陰陽兩虛，因此在治療上以補脾氣，滋腎陰為主。方用太子參、黨參、黃芪、白术、雲苓健脾益氣；玉竹、麥冬、沙參、山藥滋脾陰；女貞子、旱蓮草、山萸益腎陰；巴戟天助命門之火，固腎之根，「陽中求陰」，陰得陽助乃生化無窮。由於氣虛無力推動血液或陰虛燥熱煎熬營血或陽虛寒凝而致血瘀者，大多兼有輕重不等的血管、神經併發症，久病入絡，血脈瘀滯，應加用丹參、紅花、雞血藤、水蛭等活血化瘀之品，經臨床觀察，活血化瘀確能改善微循環，降低血粘度，減少了各種併發症的發生。

綜上所述，平消飲的立方大法在於益氣養陰，滋腎活血，從而達到調整陰陽，平衡水火升降，改善和調整內分泌失調和代謝紊亂，使機體陰陽漸趨平衡，血脈瘀滯消失，整體免疫功能得到提高，血糖血脂較快恢復正常，減緩和消除了併發症的發生。

【資料來源】李幼君。〈平消飲治療非胰島素依賴型糖尿病 36 例臨床觀察〉。《實用中西醫結合雜誌》，1997，(7)：629。

34.金水相生飲

【藥物組成】黃芪、北沙參、地骨皮、淮山藥各 30 克，蒼术、知母、紅花各 10 克，生地、玄參、山萸肉各 20 克，丹參、天冬、麥冬、杞子各 15 克。

【加減變化】血壓高去黃芪，加杜仲、石決明；血脂高加決明子、

蒸首烏、山楂；多夢失眠加酸棗仁、遠志、夜交藤；腎陽虛去知母、地骨皮，加仙靈脾、巴戟天。

【功效】益氣養陰。

【適應症】氣陰兩虛型Ⅱ型糖尿病。

【用藥方法】日 1 劑，水煎早晚 2 次分服，服藥 40 劑後評定療效。服藥期間，遞減原服降糖西藥，直至全部撤去。

【臨床療效】治療Ⅱ型糖尿病 52 例，其中臨床痊癒（症狀消失，尿糖陰性或"±"，血糖 3 次正常）25 例；好轉（主要症狀及有關檢查均有改善）23 例；無效（臨床症狀及有關檢查無明顯改善）4 例。總有效率為 92%。

【經驗體會】中醫認為糖尿病的主要病機是燥熱內淫，陰損液涸，而肺腎二臟尤關重要，因肺為水之源，敷布一身之津液；腎為陰之根，主藏精而司開合。本病重在養陰，筆者認為，養陰須求金水相生，朱丹溪說：「肺為津液之臟，自上而下，三焦臟腑皆囿於天一真水之中，《素問》以水之本在腎，末在肺，此也，真水不竭，安有所謂渴哉？」乃為金水相生飲之立方本意。方中黃芪、知母、沙參、麥冬大補氣陰以滋水之上源，張錫純謂「黃芪能大補肺氣以益腎水之上源，使氣旺自能生水」。且黃芪、知母相配「大具陽升陰應，雲行雨施之妙」。玄參、生地、天冬大滋腎水；杞子、萸肉補攝陰精；山藥滋肺益腎，骨皮甘寒質潤，清火生津極效；丹參、紅花活血通絡；妙在滋養藥中配蒼朮一味，揚清激濁，啟脾輸津。諸藥合用，使肺恢復治節則津液四布，水源不乏；腎能固攝則精微不泄，陰精充固。本方不失為治療Ⅱ型糖尿病之良方，臨床可根據具體病情和患者素質靈活運用。對原服降糖西藥，不宜驟停，可逐步減撤；本病病程較長，要堅持服藥，當獲臨床痊癒，亦應間歇服一段時間以資鞏固。同時囑患者須控制飲食，怡神節慾，以利康復。

【資料來源】金美亞。〈金水相生飲治療II型糖尿病52例〉。《實用中西醫結合雜誌》, 1997, (10): 2090。

35.（滑氏）益氣養陰化瘀湯

【藥物組成】太子參15克, 黃芪30克, 生地15克, 花粉15克, 葛根15克, 川芎10克, 丹參30克, 益母草15克, 水蛭10克, 山楂15克。

【功效】益氣養陰, 活血化瘀。

【適應症】氣陰兩虛兼瘀血型糖尿病。

【用藥方法】水煎劑, 每日1劑, 每劑水煎2次, 藥汁混匀約300 mL, 分3次口服。對輕度患者, 用本方製成膠囊（每粒含生藥0.5克）, 每次10粒, 每日3次。

【臨床療效】治療糖尿病200例, 其中顯效（治療後空腹血糖降至正常, 或較治療前下降≧50%）108例, 占54.1%；有效（治療後空腹血糖下降30～49%）62例, 占31.1%；無效（治療後空腹血糖下降＜30%）30例, 占14.8%。總有效率為85.2%。

【經驗體會】糖尿病基本病機歷代醫家多以陰虛、燥熱立論, 當代一些醫家認為其病理過程中往往可由陰虛逐漸發展到氣陰兩虛。近年來, 隨著活血化瘀研究的不斷深入, 血液的高粘滯狀態已被作為中醫診斷血瘀證的一個重要客觀指標, 與中醫「血不活, 有瘀滯」的瘀血病機相似, 為中醫採用活血化瘀治法提供了科學依據。筆者認為, 糖尿病之瘀血, 由陰虛生內熱, 耗爍營血；或氣虛推動血液無力而成。反之瘀血又可阻礙營血之運行, 彼此互為因果, 引起機體陰陽失衡, 而產生種種併發症。

臨床觀察表明, 益氣養陰化瘀湯治療糖尿病能有效地降低血糖、

血脂和血粘度，較好地改善其臨床主要症狀。方中以太子參、黃芪益
氣健脾；生地、花粉、葛根養陰生津；川芎、丹參、益母草、水蛭、
山楂活血化瘀，共奏益氣養陰，活化血瘀，標本兼治，平衡陰陽，安
和臟腑之功效。據現代醫學研究報導，川芎、丹參、益母草、水蛭、
山楂等藥物均具有改善微循環、抑制血小板聚集、降低血脂及血粘度
等作用。因此，筆者認為益氣養陰化瘀湯的作用機理是通過益氣養陰、
活血化瘀、標本兼治的協同作用，而調整患者的內分泌失調和代謝紊
亂，改善其血液高粘狀態，使機體陰陽漸趨平衡。

　　【資料來源】滑順剛等。〈益氣養陰化瘀湯治療糖尿病 200 例臨床觀察〉。《實用
中西醫結合雜誌》，1997，(15)：1439。

36.黃連生地飲

　　【藥物組成】黃連 15 克，生地 30 克，知母 15 克，山萸肉 15 克，
赤芍 20 克，丹參 20 克，胡蘆巴 15 克，玄參 30 克，蒼术 10 克，地骨
皮 20 克，茵陳 30 克。

　　【功效】益氣養陰生津，滋腎活血化瘀。

　　【適應症】氣陰兩虛夾瘀血型糖尿病。

　　【用藥方法】上述諸藥濃煎 150 ～ 200 mL，每日 1 劑，早晚飯後
半小時分服，28 天為 1 療程。

　　【臨床療效】108 例患者經 1 ～ 2 個療程治療，臨床顯效（治療
後臨床症狀基本消失，空腹血糖降至 7.2 mmol/L 或較前下降 30% 以
上，尿糖 "－"）81 例，占 75%；有效（空腹血糖在 7.2 ～ 8.5 mmol/L，
尿糖持續在 "±" ～ "－"，臨床症狀及體徵減輕）22 例，占 20.2%；
無效（空腹血糖、尿糖下降不明顯或無改變，合併症無改善）5 例，
占 4.8%。總有效率為 95.2%。治療期間無 1 例出現低血糖反應及毒副

作用。

【經驗體會】目前西藥降糖效果明顯，但停藥後易復發，且不能改善併發症。筆者認為，糖尿病患者主要由於身體陰虛，飲食不節，復因情志失調，勞欲過度所致。以陰虛為本，燥熱為標合併氣虛血瘀為病機，故治療糖尿病多從滋腎養陰生津著手。另外，糖尿病患者血液流變學指標與正常人相比均異常，所以臨床上不論有無瘀血見症，均應加用活血化瘀藥物。方中黃連味苦，能對胃腸道起興奮作用，引起反射性的消化液分泌增加，改善胰腺功能，促進糖酵解，促進葡萄糖的利用；山萸肉、麥門冬、生地滋陰降糖生津；知母、澤瀉清瀉腎臟虛火；丹參、赤芍活血化瘀；輔以蒼朮、茵陳蒿、玄參、地骨皮、胡蘆巴等降糖藥物，使全方滋而不膩，補而不滯，共奏益氣養陰生津，滋腎活血化瘀之功。

【資料來源】張秋莉。〈自擬黃連生地飲治療II型糖尿病 108 例〉。《中醫藥資訊》，1998，⑴：26。

37.芪芎消渴方

【藥物組成】黃芪 20 克，生地 20 克，葛根 15 克，川芎 10 克，黃連 5 克，丹參 15 克，麥冬 15 克，沙參 15 克，白朮 10 克，白芍 12 克。

【功效】益氣養陰、清熱通絡、活血化瘀。

【適應症】氣陰兩虛夾瘀血型糖尿病。

【用藥方法】每日 1 劑，水煎 2 次，早晚分服。

【臨床療效】治療 18 例中，顯效（治療後症狀基本消失，FBG ＜ 7.2 mmol/L，PBG ＜ 8.3 mmol/L）3 例，占 16.66%；有效（治療後症狀明顯改善，FBG ＜ 8.3 mmol/L，PBG ＜ 10.0 mmol/L）13 例，占 72.22%；無效（治療後症狀無明顯改善，血糖下降未達上述標準）2 例，

占 11.11%。總有效率為 88.88%。

【經驗體會】中醫學認為，糖尿病的基本病理是津虧燥熱，氣陰兩虛。現代醫學認為，糖尿病患者由於糖代謝紊亂，使全血比粘度、血漿比粘度、紅細胞壓積、紅細胞電泳時間以及血膽固醇、甘油三脂等均高於正常，血液呈凝、聚、濃、粘狀態，導致毛細血管壁增厚，微循環障礙，這些與中醫所說的「瘀血證」相似，因此，治療應以益氣養陰、清熱通絡、活血化瘀為治則，芪芍消渴方中黃芪、白术益氣健脾；沙參、麥冬、生地、黃連等滋陰清熱；佐以川芎、丹參活血祛瘀通絡；此外，從現代藥理研究來看，有學者認為益氣養陰，清熱活血中藥對胰島素、C- 肽有雙相調節作用，可促進胰島 β 細胞的恢復，降低胰高血糖素，調整糖脂代謝。

【資料來源】戴小曼。〈自擬芪芍消渴方治療 II 型糖尿病 18 例〉。《湖南中醫雜誌》，1998, (2): 42。

38. 玉黃消渴散

【藥物組成】黃芪 50 克，山藥 30 克，生地黃 30 克，山萸 15 克，枸杞子 15 克，花粉 20 克，丹皮 15 克，茯苓 15 克，澤瀉 15 克。

【功效】益氣養陰，滋補肝腎。

【適應症】氣陰不足、肝腎陰虛型 II 型糖尿病。

【用藥方法】以上諸藥製散劑，每粒含生藥 5.5 毫克。每服 3 ～ 4 粒，視病情輕重，日 3 次，飯前服。

【臨床療效】56 例 II 型糖尿病患者經治療，其中顯效（治療後症狀基本消失，空腹血糖＜ 7.2 mmol/L）34 例；有效（治療後症狀明顯改善，空腹血糖＜ 8.3 mmol/L）18 例；無效（治療後症狀改善及空腹血糖均未達到有效標準）4 例。總有效率為 92.85%。

【經驗體會】玉黃消渴散以益氣養陰，滋補肝腎為原則組方，方中以黃芪為君藥，重在補氣，《本草求真》更謂其「入人肺補氣，入表實衛，為補氣諸藥之最」；配以山藥滋補肝腎，天花粉止渴生津，山萸肉、生地黃共助養陰補腎之功。現代醫學研究生地黃有明顯降糖作用，其機制之一為促進肝糖原的合成；枸杞子單味具有降糖作用，該藥含有胍類衍生物；天花粉也有較明顯地降糖效果。臨床觀察發現玉黃消渴散能夠明顯消除或改善氣陰不足、肝腎陰虛型II型糖尿病患者的臨床症狀，有明顯的降糖作用，且遠期療效穩定而可靠。並對患者的免疫功能失調有明顯調整作用。

【資料來源】劉志揚等。〈玉黃消渴散治療氣陰不足、肝腎陰虛型II型糖尿病 56 例療效分析〉。《中國中醫藥科技》，1998，(2)：108。

39.五黃湯

【藥物組成】人參 9 克，黃芪 30 克，黃連 10 克，生地 20 克，熟地 20 克，黃精 30 克，元參 20 克，知母 10 克，山藥 20 克，山萸肉 10 克，丹參 10 克，五味子 10 克。

【加減變化】口渴甚加花粉、烏梅，多食善饑者加丹皮、石膏、苡米；便溏浮腫者加澤瀉、雲苓；頭暈目眩重加菊花、白蒺藜；瘀血阻絡者加赤芍、紅花、水蛭等。

【功效】健脾滋腎，益氣養陰。

【適應症】氣陰兩虛型糖尿病。

【用藥方法】1 日 1 劑，水煎服，20 天為 1 療程，一般連用 2 個療程。

【臨床療效】70 例患者，經 2 個療程的治療，顯效（治療後症狀基本消失，空腹血糖＜ 7.2 mmol/L，餐後 2 h 血糖＜ 8.3 mmol/L，24 h

尿糖定量 10.0 克，或血糖、24 h 尿糖定量較治療前下降 30% 以上）30 例，占 42.8%；有效（治療後症狀明顯改善，空腹血糖 < 8.3 mmol/L，餐後 2 h 血糖 < 10.0 mmol/L，24 h 尿糖定量 < 25.0 克，或血糖、24 h 尿糖定量較治療前下降 10% 以上）35 例，占 50%；無效（治療後症狀無明顯改善，血糖、尿糖下降未達上述指標）5 例，占 7.2%。總有效率為 92.8%。

【經驗體會】糖尿病屬中醫消渴範疇，其病機為陰虛燥熱，但以陰虛為本，燥熱為標，兩者互為因果，燥熱愈甚則陰愈虛，陰愈虛則燥熱愈甚，日久陰傷及氣，而致氣陰兩虛，故健脾滋腎，益氣養陰是治療本病之大法。方中人參、黃芪、黃精、山藥健脾補腎，益氣養陰，改善脾腎臟氣功能；熟地、萸肉、元參、五味子滋腎陰，固腎精，加強腎之封藏功能；生地、知母、丹參、川連清熱活血，通利血脈，全方共奏健脾補腎，滋陰潤燥之效。現代藥理研究證實，方中大部分藥物具有不同程度的降糖（黃連、地黃、人參、知母）、降血脂（丹參、黃連、生地）、調節血壓（黃芪、黃連、生地）等作用。君藥黃芪可雙向調節血糖，並有促進血液循環，改善微循環等功能。

【資料來源】劉洪智。〈五黃湯治療糖尿病 70 例臨床觀察〉。《光明中醫》，1998，(3)：52。

40.益氣活血湯

【藥物組成】黃芪 30 克，黨參 15 克，花粉 30 克，山藥 30 克，杞子 30 克，麥冬 15 克，五味子 15 克，紅花 30 克，丹參 30 克，川芎 12 克，赤芍 12 克。

【功效】益氣生津，活血化瘀。

【適應症】氣陰兩虛兼瘀血型糖尿病。

【用藥方法】每日 1 劑，水煎 2 次，服藥時間選擇在上午 9 時～ 10 時 30 分，下午 15 時～ 16 時 30 分。30 天為 1 療程。

【臨床療效】治療 128 例，其中顯效（自覺症狀消失，血糖＜ 6.11 mmol/L）26 例；有效（自覺症狀減輕，血糖＜ 8.5 mmol/L）83 例； 無效（自覺症狀無明顯改善，血糖控制未達到上述標準者）19 例。總 有效率為 85.16%。

【經驗體會】本病以氣陰兩虛、肝腎不足為本，肺胃燥熱夾瘀為 標，因此治療應以益氣養陰、滋補肝腎為主，輔以活血化瘀、清泄肺 胃之熱。本方由生脈飲合活血 II 號方，生脈飲功專益氣生津，活血 II 號以活血化瘀為本。方中黃芪、黨參益氣；花粉、麥冬、山藥滋陰生 津，為治糖尿病之要藥；赤芍、川芎、丹參、紅花養血生血、活血通 絡；五味子、杞子滋補肝腎，諸藥合用，共奏益氣生津止渴，補肝益 腎填精，活血化瘀通絡之功效。

高血糖、高血脂、高血粘度是糖尿病併發血管疾病的重要因素。 本組資料顯示，益氣活血治療 II 型糖尿病不僅能有效地控制高血糖及 高血脂症，同時能有效地降低血液粘度。經益氣活血治療後，除血漿 粘度外，其餘各項指標均明顯下降。這說明益氣活血並用能有效地控 制高血脂症及高血粘度，對緩解糖尿病病情的進一步發展，減少併發 症，改善預後有著重要的臨床意義，同時也說明益氣活血並用能從整 體上調節機體內陰陽氣血的平衡，改善患者的整體健康狀況，提高患 者的生活質量。

【資料來源】王偉等。〈益氣活血治療 II 型糖尿病 128 例療效觀察〉。《河南中醫 藥學刊》，1998,⑷: 40。

41.兩滋湯

【藥物組成】淮山藥 30 克，生地黃 20 克，枸杞子 15 克，澤瀉 15 克，地骨皮 15 克，麥冬 20 克，山萸肉 15 克，枳殼 15 克，鬼箭羽 20 克，沙參 20 克，石斛 15 克。

【加減變化】胸脅脹滿者，加柴胡 15 克，川棟子 15 克；小便頻數者，加桑螵蛸 15 克，五味子 12 克；皮膚瘙癢者，加苦參 20 克，白鮮皮 15 克；視物昏花、雀目者，加望月砂、夜明砂各 15 克；失眠健忘者，加遠志 15 克，炒棗仁 15 克；高血壓者，加夏枯草 15 克，鉤藤 20 克；冠心病心絞痛者，加瓜蔞 40 克，絲瓜絡 15 克；大便秘結者，加大黃 15 克，火麻仁 15 克；肢體麻木、刺痛者，加雞血藤 20 克，丹參 20 克。

【功效】滋陰益氣活血。

【適應症】氣陰兩虛夾瘀型糖尿病。

【用藥方法】水煎服，每天 1 劑，煎服 3 次，1 個月為 1 療程。服藥期間，節飲食，遠肥甘，禁房事，忌惱怒、勞累及辛辣刺激之物。

【臨床療效】50 例經過 1～4 個療程，治癒（症狀消失，有關實驗檢查多次正常）16 例，占 32%；好轉（主要症狀及有關實驗檢查有改善）30 例，占 60%；無效（症狀及有關實驗檢查無變化）4 例，占 8%。總有效率為 92%。

【經驗體會】糖尿病多為陰虛體質，且多情志不遂，化火傷陰，影響氣機的正常升降，而致氣血逆行，清濁升降失司。治宜升清降濁，調理氣機。本病常因嗜食肥甘釀熱，或恣情縱慾損精而成，釀熱則傷津，損精則耗氣，遂致津傷氣耗。故在早期治本的同時，當兼治其標；後期則於益陰之中更須補氣固攝而兼消其瘀。臨床所見，本病有明顯

的遺傳傾向，患者病前體質屬陰虛，此陰虛為先天稟賦所決定，或表現為肺陰不足，或表現為胃熱陰虧，其根本則與腎陰不足關係密切。故本病病機以陰虛為本，熱象為標。治當以滋養肺腎之陰為法則。兩滋湯方中麥冬、沙參、石斛養陰潤肺，潤燥生津；生地、枸杞子、澤瀉、地骨皮、山萸肉滋腎養陰，降火潤燥；鬼箭羽化瘀生津；枳殼調理氣機，在陰柔藥中運用，更能暢中醒脾，可免滋膩呆胃之弊。諸藥合用，肺腎兩滋，佐活血理氣，切中病機，用之有效。

【資料來源】姬雲海。〈兩滋湯治II型糖尿病 50 例〉。《江西中醫藥》，1998,(5)：32。

42.（王氏）三消湯

【藥物組成】葛根、花粉、地骨皮、沙參、麥冬、陳皮、龍膽草、梔子、蒼朮、杞果、生地、苦參、黃芪。

【功效】益氣養陰，清熱保津。

【適應症】氣陰兩虛型糖尿病。

【用藥方法】上藥水煎 500 毫升，分早、晚 2 次服用，每日 1 劑，連服 1 個月。

【臨床療效】治療 368 例，顯效（臨床症狀消失，舌、脈象正常，空腹血糖＜ 6.1 mmol/L, 餐後 2 h 血糖＜ 8.3 mmol/L, 合併症解除）184 例；有效（臨床症狀基本消失，舌、脈象基本正常，空腹血糖＜ 8.3 mmol/L, 餐後 2 h 血糖＜ 11.1 mmol/L，合併症解除或減輕）122 例；無效（各項指標達不到有效要求標準，病情無變化；甚至病情惡化）62 例。總有效率為 83%。

【經驗體會】本病是以多飲、多食、多尿、消瘦和尿有甜味為特徵的病症，主要由於素體陰虛、飲食不節、情志失調、勞累過度所致，

其病理變化為陰虛燥熱為主。陰虛為本，燥熱為標。《素問·陰陽別論》謂「二陽結謂之消」。消渴病的病變部位雖與五臟有關，但主要在肺、脾（胃）、腎三臟，尤以腎為重。在治療上針對陰虛燥熱的基本病機，以清熱保津、益氣養陰為基本原則。

「三消湯」中藥煎劑具有益氣養陰之功，經臨床應用能夠降低血尿糖、血脂，改善血液流變學的作用。根據病情，選方辨證施治，腑實熱盛者加大黃、生石膏，為Ⅰ號方；病久陰陽俱虛者加附子，為Ⅱ號方。現代藥理研究證明，葛根、地骨皮、苦參、蒼朮、黃芪、生地、知母、附子等，都具有調節降低血尿糖的作用，故治療本病效果顯著。

【資料來源】王富明等。〈自擬三消湯治療Ⅱ型糖尿病 368 例〉。《中醫研究》，1999，(3)：27。

43.（梁氏）益氣養陰湯

【藥物組成】黨參 18 克，生黃芪 30 克，茯苓 15 克，山藥 30 克，花粉 30 克，烏梅 12 克，麥冬 15 克，丹參 25 克。

【加減變化】胃熱多食為主加生石膏 30 克，知母 15 克，生地 30 克；口渴多飲為主加黃連 6 克，石斛 15 克，生地 30 克；腎陰陽兩虛者加巴戟天 15 克，肉桂 3 克，杞果 15 克，懷牛膝 15 克；濕邪內蘊加薏苡仁 30 克，白蔻 10 克，蒼朮 15 克；舌質紫暗，血瘀明顯者加當歸 10 克，赤芍 10 克，炒桃仁 10 克，紅花 10 克。

【功效】益氣養陰活血。

【適應症】氣陰兩虛夾瘀血型糖尿病。

【用藥方法】水煎服，日 1 劑，分 2 次服。2 週為 1 療程，連續治療 2 個療程後評定療效。服藥期間控制飲食。

【臨床療效】29 例中顯效（治療後症狀基本消失，空腹血糖＜

7.2 mmol/L，餐後 2 h 血糖＜ 8.3 mmol/L，24 h 尿糖總量＜ 10 克，或血糖、24 h 尿糖較治療前下降 30% 以上）15 例；有效（治療後症狀明顯改善，空腹血糖＜ 8.3 mmol/L，餐後 2 h 血糖＜ 10 mmol/L，24 h 尿糖總量＜ 25 克，或血糖、24 h 尿糖較治療前下降 10% 以上）11 例；無效（治療後症狀無明顯改善，血糖、尿糖下降未達到上述標準）3 例。總有效率為 89.66%。

【經驗體會】中醫認為，飲食的消化吸收主要在脾，血糖係飲食所化之精微，脾氣虛則運化無力，統攝無權，不能為胃行津液，水穀精微不能輸布於臟腑，致使血糖增高，津液下流而致尿頻。陰虛雖關肺、胃、腎，而主要責之於腎，腎屬水臟，為陰之本，腎陰虧耗，則鬱熱內生，必耗傷肺胃之陰，熱傷於肺，敷布失職，則口渴喜飲。傷及胃陰，胃火熾盛，則消穀善饑。長期陰虛，進一步導致氣虛，腎氣虛則固攝失權，精微物質下注，尿頻而有甜味。本方著重於補脾氣以助運化，而氣必依附於津液而存在，故同時亦必須養陰、滋陰以降妄炎之火，使水生火降，中焦健旺，糖代謝可恢復正常。方中黨參、黃芪、山藥補益脾肺之氣為主藥，氣復津生，以益水之上源；烏梅、麥冬、花粉生津清熱，以滋下焦水源；茯苓健脾利濕，使補無壅滯之弊；方中丹參活血，以助益氣生津。

現代醫學證實了糖尿病常合併血瘀證及高粘血症，故在治療中尤其重視配合活血化瘀法，以提高糖尿病的療效，特別是對中、後期糖尿病，能有效預防併發症的出現，關鍵在於謹守病機。

【資料來源】梁永成等。〈益氣養陰法為主治療糖尿病 29 例〉。《河南中醫藥學刊》，1999，(5)：37。

44.芪麥湯

【藥物組成】黃芪 30 克，麥冬、懷牛膝、蒲公英各 12 克，半夏 10 克，黃連 6 克。

【功效】益氣養陰，活血化瘀，燥濕化痰，清熱解毒。

【適應症】氣陰兩虛型糖尿病。

【用藥方法】日 1 劑，60 天為 1 療程，連續服用 2 個療程。

【臨床療效】治療 43 例患者，其中顯效（FBG < 7.2 mmol/L, PBG < 8.3 mmol/L, 24 h 尿糖定量 < 10.0 克，或血糖、24 h 尿糖較治療前下降 30% 以上，治療後症狀總積分較治療前下降 > 75%）31 例；有效（FBG < 8.3 mmol/L, PBG < 10.0 mmol/L, 24 h 尿糖定量 < 25.0 克，或血糖、24 h 尿糖較治療前下降 10% 以上，治療後症狀總積分較治療前下降 25 ~ 75%）7 例；無效（血糖、尿糖下降未達上述標準，治療前後總積分改變 < 25%）5 例。總有效率為 88.4%。43 例病人治療中均未見任何不良反應。

【經驗體會】筆者分析了從《黃帝內經》到《醫學衷中參西錄》歷代醫書對糖尿病類似症候的記述，認為古代醫家對本病多以氣陰兩虛立論，如《靈樞·五變》有「五臟皆柔弱者，善病消癉」的論述；後《金匱要略》、《外台秘要》、《證治準繩》等著作均提出本病與肺、脾、腎三臟密切相關，然脾為後天之本，氣血生化之源，脾胃受損，氣血化生必受影響，氣虛為必發之證。另外，糖尿病患者臨床常見煩熱口渴、倦怠乏力、自汗盜汗等氣陰兩虛的症候。故筆者認為，糖尿病本虛標實之證，本虛以氣陰兩虛多見，氣虛主要是脾氣虧虛，陰虛有腎、肝、脾陰虛諸端，病久因虛生邪，因邪致虛，其邪實皆臟腑功能失調所產生的病理產物，主要有血瘀、痰凝、熱毒等。芪麥湯以益

氣養陰為主，佐以活血化瘀，燥濕化痰，清熱解毒，以黃芪健脾益氣，以補其脾；麥冬養陰益胃，以滋其陰；蒲公英、黃連苦寒甘涼，以清熱；懷牛膝活血化瘀；半夏燥濕化痰，以消其積，全方配伍，虛實兼顧，寒溫得宜，升降並調，氣血同治。

芪麥湯可改善糖尿病患者臨床症候，降低血糖，可較快降低外周糖化血紅蛋白，表明該方對糖尿病患者不僅有較好的治療作用，而且具有起效快，病情控制穩定等優點。

【資料來源】沈遠東等。〈芪麥湯治療非胰島素依賴型糖尿病 43 例的臨床觀察〉。《甘肅中醫》，1999，(5)：25。

45.益氣降糖湯

【藥物組成】黃芪 30 克，人參 10 克，生地 15 克，玄參 20 克，蒼朮 10 克，淮山藥 30 克，丹參 15 克。

【加減變化】氣虛甚者重用參芪；燥熱重者加石膏、知母；濕重者加佩蘭、薏苡仁；陽虛者加制附子、桂枝；血壓高者加鉤藤、葛根、夏枯草；有蛋白尿者加益母草、桑螵蛸；有目疾者加枸杞、草決明。

【功效】益氣養陰。

【適應症】氣陰兩虛型糖尿病。

【用藥方法】每日 1 劑，水煎 2 次，每次服藥液 150 mL。水煎取汁 300 mL，分 2 次口服，30 天為 1 療程。療效滿意者可製成丸、散劑長期服用。

【臨床療效】治療II型糖尿病 208 例，其中顯效（治療後症狀基本消失，空腹血糖降至 ≤ 7.2 mmol/L，餐後 2 h 血糖 ≤ 8.3 mmol/L；或者血糖較治療前下降 30% 以上者）110 例，占 52.88%；有效（治療後症狀明顯改善，空腹血糖降至 ≤ 8.3 mmol/L，餐後 2 h 血糖 ≤ 9.9 mmol/L；

或者血糖較治療前下降 10 ～ 20% 者）89 例，占 42.79%；無效（經治療血糖下降未達有效標準者）9 例，占 4.33%。總有效率為 95.67%。

【經驗體會】筆者臨床觀察發現，糖尿病病人多以乏力為主訴，而「三多」症狀不明顯，體重多正常或偏肥胖，舌苔多正常或白膩，舌質多淡紅或暗。故其基本病機為氣陰兩虛，以氣虛為主，燥熱、濕鬱、血瘀為標。氣虛則脾失健運，津不上布而口渴；氣虛則濕邪內生，故納呆、乏力、形體肥胖；氣虛則陰無所生、陰虛生內熱而見燥熱之症；氣虛血行無力，久則必瘀。治療當辨證施治，隨機而藥，不可只執一端而略其他，尤其只認陰虛燥熱者往往治之無功。治療宜顧護陽氣，兼及陰虧、濕濁、燥熱、血瘀。方中參芪大補元氣，使氣復津生；生地、玄參養陰培精、以壯水之運；淮山藥健脾補肝腎；蒼朮化濕；丹參活血以通營血。

現代藥理研究已證實：黃芪、淮山藥可提高機體免疫功能，對胰島素受體有調節作用；人參能刺激胰島素釋放，使其合成量明顯增加，限制糖原異生，降低血糖，促進糖吸收，減少酮體產生；蒼朮有降低血糖作用；玄參、生地有降低血糖，對應激高血糖（胰高糖素）有抑制作用；丹參有抑制血小板聚集，促進纖溶活性，降低血粘度的作用。

【資料來源】劉順安。〈自擬益氣降糖湯治療II型糖尿病 208 例〉。《中醫研究》，2001，(1): 47。

46.蒼竹降糖飲

【藥物組成】蒼朮 10 克，玉竹 20 克，黃芪 30 克，淮山 15 克，葛根 20 克，丹參 15 克，知母 15 克，天花粉 10 克。

【功效】益氣養陰、活血祛瘀。

【適應症】氣陰兩虛夾瘀型糖尿病。

【用藥方法】每日 1 劑，水煎 2 次，每次服藥液 150 mL。水煎取藥汁 150 mL，分早晚兩次，1 劑／日。治療期間均控制飲食，不再使用其他以治療糖尿病為適應症的中西藥物，均以 3 週為 1 療程，2 個療程後評定療效。

【臨床療效】治療糖尿病 44 例，結果顯效 22 例，有效 18 例，無效 4 例，總有效率 91%。

【經驗體會】糖尿病臨床以脾肺氣虛、胃陰耗損多見，久則入絡而致血瘀。方中蒼朮伍玉竹，取蒼朮辛、苦燥之性以醒脾健運，布津精於全身；取玉竹甘寒潤滋，一則可制蒼朮辛燥之短，二則可養胃陰資助津源。二藥一燥一潤可調和脾胃之陰陽；黃芪配山藥，取黃芪補中益氣、健脾升陽，取山藥益氣固腎，二藥相須，健脾固腎斂精，再配以知母、天花粉，加強其養陰生津之功效。現代醫學認為，糖尿病有特異的中小動脈及細小血管病變，部分糖尿病人胰腺血管閉塞不通的病理現象，符合中醫久病入絡多瘀的理論，故於方中配伍丹參、葛根活血通絡。諸藥共用共奏益氣養陰、活血袪瘀之功，方證相符，故對降低血糖有效。

【資料來源】劉新生。〈自擬蒼竹降糖飲治療糖尿病 44 例臨床觀察〉。《湖南中醫藥導報》，2001，(1)：20。

47.益氣湯

【藥物組成】黃芪 50 克，生地黃、熟地黃、山藥各 30 克，枸杞子、鬼箭羽各 20 克，菟絲子、玄參、玉竹、女貞子各 15 克，赤芍、牡丹皮、人參各 10 克。

【加減變化】若神疲乏力，自汗者加白朮 15 克，茯苓 20 克；胸脅脹滿，急躁易怒者加柴胡 15 克，枳殼 12 克，川楝子 10 克；五心煩

熱，腰膝酸軟加山茱萸、黃柏各 15 克；口乾咽燥，便秘加麥冬 20 克，大黃 10 克；皮膚瘙癢加苦參 20 克，白鮮皮 15 克，花椒 10 克；視力障礙加菊花 15 克，草決明 15 克，石決明 20 克；失眠健忘加炒酸棗仁 20 克，何首烏 30 克；高血壓者加葛根 30 克，夏枯草 20 克；冠心病加瓜蔞 40 克。

【功效】補益肝腎，滋陰潤燥，益氣生津，化瘀止渴。

【適應症】氣陰兩傷，肺腎陰虛型糖尿病。

【用藥方法】水煎服，1 劑／d，服 3 次，1 個月為 1 療程。服藥期間，節飲食，遠肥甘，禁房事，忌惱怒、勞累及辛辣刺激之物。

【臨床療效】150 例患者經 1 ～ 4 個療程，治癒（症狀消失，實驗室檢查多次正常）45 例，占 30%；好轉（主要症狀及有關實驗室檢查有改善）96 例，占 64%；無效（症狀及實驗室檢查無變化）9 例，占 6%。總有效率為 94%。

【經驗體會】糖尿病日久，經過中西藥物治療，常不具備「三多」症狀。但血糖、尿糖不減，甚至血糖、尿糖甚高。通過中醫診察，還可發現有疲倦乏力、口乾，腰脊、下肢酸軟，舌紅苔燥，脈弦滑等症狀。此乃氣陰兩傷，肺腎陰虛之證。宜益氣滋陰，補腎潤肺，化瘀生津之劑，多能取效。方中黃芪、人參具益氣補五勞虛損，生津止渴之功；玉竹性味甘平，補中益氣止消渴，潤心肺；生地黃、熟地黃涼血生血補腎水；山藥、枸杞子、菟絲子、女貞子補肝腎，生津益氣；玄參滋陰清熱；鬼箭羽、赤芍、牡丹皮化瘀生津。諸藥合用，具有補益肝腎，滋陰潤燥，益氣生津，化瘀止渴之功效。

【資料來源】姬雲海。〈益氣湯治療非胰島素依賴性糖尿病 150 例〉。《吉林中醫藥》，2001，(2)：20。

48.益氣滋陰活血湯

【藥物組成】生地 15 克，天花粉 15 克，五味子 6 克，麥冬 15 克，知母 15 克，葛根 20 克，黃芪 15 克，太子參 15 克，丹參 30 克，川芎 10 克，甘草 6 克。

【加減變化】合併高血壓病頭昏、心煩者加天麻 15 克，鉤藤 15 克；腦梗塞而語言欠流利、肢體活動欠靈活者加石菖蒲 10 克，地龍 10 克，郁金 10 克；高脂血症者加山楂 15 克，首烏 25 克；腎損害而腰膝酸軟、口舌乾燥者加旱蓮草 15 克，女貞子 15 克，枸杞 15 克；神經病變見雙下肢麻木無力者加當歸 15 克，木瓜 15 克，牛膝 15 克；眼底視網膜病變而視物模糊、眼脹者加野菊花 15 克，草決明 15 克，石斛 15 克。

【功效】益氣養陰，活血化瘀。

【適應症】氣陰不足，兼夾瘀血糖尿病。

【用藥方法】每日 1 劑，水煎 2 次，每次服藥液 150 mL。

【臨床療效】治療 50 例 II 型糖尿病，顯效 18 例，有效 25 例，無效 7 例，總有效率 86%。

【經驗體會】糖尿病是由於體內胰島素相對或絕對不足引起的糖代謝紊亂的內分泌疾病，屬中醫「消渴」病之範疇。歷代醫家根據消渴病多飲、多食、多尿的證候分為上、中、下三消，但按傳統方法辨證施治，療效總不理想。目前中醫已突破「陰虛燥熱」的傳統觀點，認為氣陰不足，兼夾血瘀為本病的主要病理基礎。基於此，筆者運用益氣養陰、活血化瘀法治療本病，不僅能明顯改善糖尿病的症狀，還能有效地降低血糖、血脂，改善微循環，防治糖尿病的併發症。方中天花粉、生地、知母、五味子、麥冬養陰生津止渴；黃芪、太子參益氣，有助於活血藥行血通脈；丹參、川芎、葛根活血化瘀。現代藥理

研究：黃芪、太子參、知母有降糖作用；天花粉、生地、葛根降糖的同時，還能降血脂，改善微循環；丹參、川芎抗血小板凝集，增加血流量，改善血液流變學指標。

【資料來源】顏紅紅等。〈益氣滋陰活血湯治療II型糖尿病 50 例臨床觀察〉。《湖南中醫藥導報》，2001，(7)：16。

49.消渴 II 號方

【藥物組成】西洋參、麥冬、五味子、黃芪、山萸肉、玄參、地骨皮、肉蓯蓉、黃連、知母、熟地、水蛭、丹參。

【功效】益氣養陰活血。

【適應症】氣陰兩虛型兼夾瘀血型非胰島素依賴型糖尿病。症見倦怠乏力，自汗盜汗，氣短懶言，口渴喜飲，五心煩熱，心悸失眠，便秘，舌紅少津，舌體胖大，苔薄或花剝，脈弦細或細數無力，有時兼有不同程度的瘀血徵象。

【用藥方法】每日 1 劑，分 2 次口服，1 個月為 1 療程。治療期間嚴格控制飲食，增加活動量，停服其他中藥，對一直服用西藥者，可適當減量。

【臨床療效】86 例 II 型糖尿病患者經 1～3 個療程，其中顯效（治療後症狀基本消失，空腹血糖 < 7.2 mmol/L，尿糖陰性，或血糖較治療前下降 30% 以上）58 例，占 67.5%；有效（治療後症狀明顯改善，空腹血糖 < 8.3 mmol/L，或血糖較治療前下降 10%）22 例，占 25.5%；無效（治療後症狀無明顯改善，血糖、尿糖下降未達到上述標準）6 例，占 7%。總有效率為 93%。

【經驗體會】氣陰兩虛為消渴病的主要病機，臨床以益氣養陰為常規治法，脾為主要病變臟腑，瘀血為其主要病邪。脾胃是精氣升降

出入的樞紐，升則上輸於心肺，降則下排於腸與膀胱；脾氣虛弱，陰津不能上承於肺，肺燥津虧，故煩渴多飲；脾虛不能為胃行其津液，而致胃陰不足，化燥生熱，故消穀善饑；脾虛不能敷布精氣於四肢肌肉，故肢體倦怠，周身乏力。「氣為血之帥，血為氣之母，氣行則血行，氣虛則血瘀。」氣運血，血載氣，脾氣虛弱，血運無力，而致血瘀出現不同程度的瘀血徵象，如肢麻疼痛，面部或皮膚瘀斑，心前區疼痛，舌質紫暗有瘀斑、脈澀等。本方用西洋參、黃芪等補氣養陰生津；麥冬、五味子、玄參、地骨皮、黃連、知母養陰清熱，潤燥生津止渴；肉蓯蓉、熟地益腎養陰，滋陰養血；水蛭、丹參祛瘀生新，諸藥合用，使氣復津生、瘀去血活，標本兼治而獲良效。

【資料來源】石鶴峰。〈消渴II號治療II型糖尿病 86 例〉。《光明中醫》，2002，(2)：46。

50. (范氏) 益氣養陰湯

【藥物組成】黃芪 50 克，山藥 30 克，內金 15 克，葛根 10 克，沙參 10 克，丹參 30 克，五味子 10 克，花粉 10 克，知母 10 克，麥冬 10 克。

【加減變化】口渴多飲加生石膏；胃熱善饑加川連、石斛、玉竹；尿多加生地、萸肉；血壓高者加寄生、枸杞、牛膝；視物昏花加枸杞、生地；合併冠心病加川芎、檀香。

【功效】益氣養陰，健脾補腎，活血祛瘀。

【適應症】氣陰兩虛兼瘀血型糖尿病。

【用藥方法】每日 1 劑，水煎服，連服 10 ～ 15 天。

【臨床療效】治療糖尿病 50 例，其中治癒（症狀全部消失，尿糖 "－"，血糖連續 3 次正常）11 例；好轉（臨床主要症狀明顯減輕或

消失，有關化驗檢查情況明顯改善）36 例；無效（治療後，臨床症狀及有關化驗檢查無明顯改善）3 例。

【經驗體會】糖尿病屬於中醫消渴病範疇，雖有三消之分，但其病均與肺、胃、腎密切相關，以陰虛燥熱為其主要特點。益氣養陰湯方中重用黃芪，取其益氣升陽為君，得葛根能升元氣，佐以山藥、知母、花粉滋補腎陰，五味子固腎關，使水液於下趨，麥冬、沙參養陰增液，丹參活血祛瘀。諸藥合用，共奏益氣養陰生津，健脾補腎，活血祛瘀之功效。高血糖、高血脂是誘發糖尿病併發症的主要病理因素，本方中黃芪、山藥配對，能明顯降低血糖，增加周圍組織對葡萄糖的利用；丹參、葛根能降低全血粘稠度，降低膽固醇及脂質在器官中的沉積，加快膽固醇的清除，因此本方對糖尿病併發症有一定的防治作用。

【資料來源】范廣岩等。〈益氣養陰湯治療糖尿病 50 例〉。《中醫研究》，2002，⑵：34。

51. 三參降糖方

【藥物組成】玄參、丹參、生地、生黃芪各 30 克，葛根、山藥各 15 克，麥冬、枸杞子、西洋參、山萸肉、紅花、蒼朮各 10 克。

【加減變化】肺熱津傷，症見煩渴多飲，口乾舌燥，尿頻量多，舌邊尖紅，苔薄黃，脈洪數，重用清熱潤肺止渴之品：天花粉 20 克，知母、天冬各 10 克；胃熱熾盛，證見多食易飢，口渴，尿多，形體消瘦，大便乾燥，苔黃，脈滑實有力，加重清胃瀉火之品：生石膏 30 克，山梔、知母各 10 克；腎陰虧虛，症見尿頻尿多，混濁如脂膏，腰膝酸軟，乏力，頭暈耳鳴，五心煩熱，失眠多夢，舌紅少苔，脈細數，加重滋陰補腎，養心安神之品：熟地 20 克，黃精、酸棗仁、益智仁各 10 克，

五味子 15 克；陰陽兩虛，症見小便頻數，混濁如膏，飲一溲二，畏寒怕冷，腰膝酸軟，舌質淡，苔薄白，脈沉細無力，加用溫陽補腎固攝之品：肉桂、桑螵蛸、補骨脂各 10 克，熟地、桑寄生各 20 克。

【功效】益氣養陰，活血化瘀。

【適應症】氣陰兩虛夾瘀型 II 型糖尿病。

【用藥方法】每日 1 劑，每劑頭煎加水 400 mL，用文火煎 30 min，取汁 200 mL，二煎加水 350 mL，用文火煎 30 min，取汁 200 mL。兩煎混合，分 3 次早、中、晚溫服，30 d 為 1 療程，每日限制總熱量，注意飲食禁忌，固定活動量。

【臨床療效】65 例病人中顯效（臨床症狀基本消失，空腹血糖 < 7.2 mmol/L，餐後 2 h 血糖 < 12.1 mmol/L）21 例，占 32.3%；有效（臨床症狀明顯改善，空腹及餐後 2 h 血糖均較治療前下降達 15% 以上）32 例，占 49.2%；無效（症狀無明顯改善，血糖降低不明顯或降低幅度小）12 例。總有效率為 81.5%。

【經驗體會】從筆者臨床觀察來看，雖然糖尿病的基本病機是陰津虧損，燥熱偏盛，其病位主要與肺、胃（脾）、腎有關，但氣虛是糖尿病的主要病機，血瘀與糖尿病的發生發展有著密切的關係，而且貫穿於始終。

津液虧損可耗氣，燥熱內積亦可耗氣。氣虛不能化生和運化精微物質，致使氣陰兩虧；臟腑病變雖與肺、胃（脾）、腎有關，但重在脾腎。以治療宜從脾腎入手，方用西洋參、生黃芪、蒼朮益氣健脾；用生地、玄參、枸杞子、山藥、山萸肉養陰補腎；麥冬、葛根生津止渴，且現代藥理研究表明此二藥有顯著降糖作用。

氣為血帥，氣行則血行，氣虛則鼓動無力而血滯，日久血液瘀滯不行而成為瘀血。瘀血形成後又反過來阻礙精微物質的化生和運化。《靈樞・五變》所言「血脈不行，轉而為熱，熱則消肌膚，故為消癉。」

因此將活血化瘀之治法也應貫穿於治療的全過程，這樣有利於降低血糖，提高療效。本方選用了丹參、紅花 2 味活血化瘀之藥，現代藥理研究表明，丹參、紅花可抑制血小板的聚集，可降低血脂，改善微循環。

臨床報導認為，活血化瘀法可有效降低血糖、尿糖，改善症狀。但也決不能以一概全，要認識到陰虧是其本，氣虛是其樞機，而瘀血只是其病理改變的產物，所以在治療中益氣養陰為主，以活血化瘀為輔。而三參降糖方就是以此原則而組成，故對糖尿病有較好的療效。

【資料來源】衡冲等。〈三參降糖方為主治療II型糖尿病 65 例〉。《陝西中醫》，2002，(3)：204。

52.（楊氏）降糖飲

【藥物組成】太子參 30 克，黃芪、葛根各 40 克，黃精 20 克，黃連、知母、枸杞子、五味子、生地黃、雞內金各 15 克。

【加減變化】若白內障眼底改變加菊花、蟬蛻、木賊、女貞子各 15 克；動脈硬化加漏蘆、槐花各 15 克，穿山龍、丹參各 20 克；周圍神經炎加木瓜、地龍、白芍各 15 克，甘草 10 克；糖尿病腎病加茯苓、黃柏、車前子各 15 克，魚腥草 30 克。

【功效】益氣養陰，清熱生津。

【適應症】氣陰兩虛型糖尿病。

【用藥方法】以上藥物先用涼水浸泡 1 h 後，水煎 2 次，取汁 500 mL，分早晚 2 次飯前 30 分鐘服，每日 1 劑，2 個月為 1 療程，服藥期間，停用一切西藥降糖藥物。

【臨床療效】38 例患者經 30 ～ 210 天治療，臨床治癒（症狀消失，舌質紅變為舌質淡紅，舌苔由黃變為薄黃或薄白，脈平緩，血糖、

尿糖指標明顯下降或其中一項變為正常）22 例；有效（症狀有緩解，舌脈有好轉，血糖、尿糖指標下降或其中一項明顯下降）13 例；無效（症狀改善不明顯，舌脈無改變，血糖、尿糖無改變或略有升高）3 例。總有效率為 94.6%。在臨床治癒的 22 例中，服藥不足 2 個療程者 5 例，2 個療程者 8 例，3 個療程者 9 例。

【經驗體會】糖尿病以多飲、多食、多尿和消瘦為主要臨床表現，屬中醫學消渴病範疇。中醫學認為消渴病因為過食肥甘厚味，辛辣刺激而致脾胃運化失職或因勞慾過度損耗陰精，陰虛火旺，上蒸肺胃而發。治療本病有重在滋陰，重在益氣之不同。綜觀近 20 年的臨床報導，以益氣養陰為多。筆者採用益氣養陰，清熱生津之法，方中太子參、黃芪益氣養血生津，並率津液敷布於周身，潤養五臟而協調陰陽；知母、黃連滋陰潤燥，清熱瀉火；黃精、葛根、生地黃益氣養陰，生津止渴；五味子、枸杞子益真氣，生腎水，填浮精，固攝下焦；雞內金健脾消食。可隨兼症不同加減用藥，藥證相宜，則臨床療效滿意。

【資料來源】楊麗敏。〈自擬降糖飲治療II型糖尿病 38 例〉。《中醫藥資訊》，2002，(3)：59。

53.（龐氏）消渴湯

【藥物組成】生地 30～50 克，花粉 20 克，麥冬 20 克，玉竹 15 克，黃連 10 克，人參 10 克，黃芪 20～40 克，淮山 30 克，山茱萸 10 克，丹參 10 克，葛根 15 克，五味子 10 克。

【功效】養陰清熱，生津止渴，益氣活血，滋陰補腎。

【適應症】糖尿病氣陰兩虛兼瘀血型。

【用藥方法】日 1 劑，水煎取汁 300 mL，分早晚兩次服，連服 3 個月。

【臨床療效】治療 82 例，其中顯效（空腹血糖（FBG）＜ 6.0 mmol/L，餐後血糖（PBG）＜ 8.0 mmol/L，臨床症狀明顯消失或明顯減輕）48 例；有效（FBG ＞ 6.0 mmol/L，臨床症狀明顯消失或明顯減輕）26 例；無效（FBG ＞ 7.8 mmol/L 而 PBG ＞ 10.0 mmol/L，臨床症狀無明顯改善）8 例。總有效率為 90.24%。

【經驗體會】糖尿病發病機理主要是陰津虧損，燥熱偏盛，早中期以氣陰兩虛為主，兼有瘀血。腎陰虧損則虛火內生，上燔心肺則煩渴多飲，中灼脾胃則多食易饑。陰虛陽盛，腎之開合失司，固攝無權，水穀精微下泄則尿多味甜。此外消渴病氣陰兩虛，陰虛火旺，煎熬津液，血液粘滯氣虛運行無力，以致血瘀的發生。消渴湯方中生地味甘苦、性寒，清熱涼血，生津止渴。現代藥理檢測主要含地黃素、甘露醇、氨基酸和維生素 A 等，具有明顯的降血糖、擴張血管、強心利尿和保護肝臟作用，並可有效抑制真菌皮膚感染，為方中主藥；天花粉含蛋白及多種氨基酸，協生地清肺胃、生津止渴；人參、黃芪、丹參益氣活血、健脾利尿，可改善血液循環，防止血栓形成，並有效調節周圍神經功能，防止肢體麻木，且黃芪含黃芪多糖，是促進免疫功能的重要物質；山茱萸斂氣攝精以固腎，山茱萸提取物可降低高血糖，協生地加強降糖作用，並能抑制全血粘度和血小板聚集增加，改善血液狀態；淮山補脾填精以養腎；五味子斂肺寧心且滋腎水；葛根辛涼解肌以退熱升陽，與丹參同用，可降血脂，改善血循環。諸藥合用，共奏養陰清熱、生津止渴、益氣活血、滋陰補腎之功效，能較好地切中病機以治本，故對 II 型糖尿病有良好的療效。

【資料來源】龐登榮。〈消渴湯治療 II 型糖尿病 82 例臨床觀察〉。《湖南中醫藥導報》，2002，(6)：337。

第三章 辨證分型類方藥(三)

肝氣鬱結型

1. 加味逍遙散

【藥物組成】柴胡、當歸、白芍各 10 克，白朮、茯苓各 12 克，甘草、薄荷各 6 克，生黃芪 50 克，枸杞子 15 克。

【加減變化】納呆加雞內金、生麥芽、生穀芽、砂仁；不寐加棗仁、黃連、肉桂；尿頻加山萸肉、桑螵蛸；有熱者加金銀花、公英、牛膝；腰痛加金毛狗脊、桑寄生、杜仲；眩暈加天麻、鉤藤、蟬衣；眼瞼浮腫加桑葉、菊花；牙齦出血者加仙鶴草；泄瀉加烏梅、山藥、芡實；大便乾者去白朮、茯苓，加玉竹、全瓜蔞。

【功效】舒肝解鬱，健脾和營，益氣補腎。

【適應症】肝鬱型糖尿病。

【用藥方法】上藥日 1 劑，水煎分 2 次溫服，1 個月為 1 療程。

【臨床療效】治療糖尿病 60 例，結果痊癒（自覺症狀消失，尿糖陰性，血糖 4.4 ～ 6.9 mmol/L，隨訪 1 年未復發者）22 例；顯效（尿糖陰性，血糖維持在 7.9 ～ 8.9 mmol/L，隨訪半年以上，尿糖偶有 1 個 "＋"）18 例；好轉（自覺症狀減輕，查尿糖仍持續 1 ～ 2 個 "＋"，血糖 8.9 mmol/L 左右，但病情較穩定者）14 例；無效（症狀無明顯改善，尿糖仍持續 "＋＋" 以上，血糖 11.1 mmol/L 以上）6 例。總有效率為 90%。

【經驗體會】現代醫學研究證實，情志不調刺激大腦皮層，使內分泌失調導致血糖增高。從病因角度來看，糖尿病是遺傳之病，但遺傳的不是糖尿病本身，而是對糖尿病的易感性，必在環境因素的觸發作用下，才會發生糖尿病。中醫認為消渴（糖尿病）是由肺、胃、腎臟腑機能失調所致，歷代醫家多遵循上消治肺，中消治胃，下消治腎的原則而應用於臨床。筆者通過長期的臨床觀察，發現糖尿病患者大多發病前都有不同程度的精神創傷，或思慮過度，發病後憂心忡忡，甚至寢食不安，或寐則夢擾等因鬱而致病和因病而致鬱的因素。可見糖尿病除與肺、胃、腎臟腑功能失調外，與肝也有密切的關係。肝與肺經脈相連，肝的經脈上行，貫膈而注肺，若肝氣鬱結，易從火化，火性炎上，上灼於肺，肺陰被耗，津液乾涸，則多飲而渴不止（上消）；肝與胃關係密切，胃氣以降為順，而胃氣下降必賴肝氣之疏泄，若肝氣鬱結「木不能達」，即可導致胃失和降，脾失健運，升降失常，氣機不利，鬱而化火，肆虐中宮，胃陰被灼，食入即化，消穀善饑（中消），正如唐容川在《血證論》中所說：「肝為起病之源，胃為傳病之所」；肝腎同源，休戚與共，若內傷情志，抑鬱不舒，則肝氣鬱結，肝內藏相火，故肝鬱易從火化，肝火盛必損其腎陰，腎陰被耗，下焦虛衰，腎氣攝納不固，約束無權，故尿量多而甘（下消）。肝鬱則氣機不暢，氣是維持人體生命的基本物質，唯肝氣之疏泄，涉及體內各組織的生理功能，調節控制整個機體新陳代謝的動態變化。臨床觀察，內分泌腺之分泌（包括胰島素的分泌），調節與肝之疏泄功能有關。故採取顧其條達之性，開其鬱遏之氣的治法，用逍遙散加減，舒肝解鬱，健脾和營，益氣補腎，調理氣機，促其運化，助其氣化，藥證相合，而獲良效。

【資料來源】劉岱麟。〈逍遙散加減治療糖尿病 60 例〉。《時珍國藥研究》，1993，⑷：9。

2.疏肝降糖方

【藥物組成】醋柴胡 20 克，淡子芩 12 克，澤瀉 15 克，問荊 15 克，虎杖 60 克，馬齒莧 30 克。

【加減變化】口渴多飲明顯者，加麥冬、石斛；熱甚消穀善饑者，加寒水石、生石膏、知母；尿頻量多者，加桑螵蛸、益智仁；舌有瘀斑者，加丹參、桃仁；頭暈目眩甚者，加天麻、鉤藤；血脂偏高者，加龜板、首烏；合併冠心病者，加全瓜蔞、薤白頭；合併視網膜病變者，加枸杞子、決明子；合併皮膚瘙癢症者，加防風、地膚子。

【功效】疏肝理氣，清熱泄火。

【適應症】肝氣鬱結型糖尿病。

【用藥方法】水煎服，日 1 劑，分 2 次溫服。

【臨床療效】80 例病例連續服藥最少 30 劑，最多 280 劑，平均 138 劑，其中顯效（空腹血糖小於 6 mmol/L，尿糖 3 次檢測為陰性，臨床症狀基本消失）47 例，占 58.75%；好轉（空腹血糖不超過 6.4 mmol/L，尿糖 3 次檢測為陰性，臨床症狀明顯好轉，對病情重、血糖高者，空腹血糖絕對值下降 70% 以上、尿糖減少 "＋＋"）24 例，占 30%；無效（達不到上述標準）9 例，占 11.25%。總有效率為 88.75%。對有效者 21 例 6 個月內作隨訪觀察，結果血糖和尿糖均未升高 16 例，血糖和尿糖均見升高 2 例，血糖升高而尿糖未升高 2 例，尿糖升高而血糖未升高 1 例。

【經驗體會】歷代醫家認為，糖尿病之發生，有上、中、下三消之分，與肺、胃、腎三臟有關，而臨床治之，有效者，有不效者，有不唯不效而諸症加重者，何也？此乃拘囿於常法，而未辨證、辨病施治故也。筆者在多年臨床中體會到，糖尿病除與肺、胃、腎臟腑機能

失調有關外，與肝臟機能失調密切相關。肝以血為體，以氣為用，氣是維持人體生命活動的基本物質，五臟皆有氣，然肺氣之宣肅、心氣之運血、脾氣之散精、腎氣之封藏均各司其職，唯肝主疏泄涉及體內臟腑的生理功能活動，調節控制整個機體新陳代謝的動態變化。蓋肝為剛臟，體陰而用陽，性喜伸展條達，而惡抑鬱遏止。肝主疏泄，其疏泄正常，則人心情舒暢、理智清朗、氣血平和，而健康無恙。若情志抑鬱或大怒傷肝、鬱而化火，則可使肺、胃、腎等臟腑功能乖亂，從而導致消渴病。

　　肝與肺脈相連，肝之經脈上行貫膈而注於肺，肝氣之升發、肺氣之肅降關係到人體氣機的升降運動。若肝氣鬱結，則易從火化，火性炎上，上灼於肺，肺陰被耗，津液乾涸，因而津液不能敷布，故多飲而渴不止，形成上消。肝與胃關係密切，從生理而言，胃氣下降為順，但胃氣之下降必賴肝氣之疏泄，方能行其下降之職，故《素問‧寶命全形論》曰「土得木而達」。若憂思忿怒或抑鬱不舒而引起肝氣鬱結、「木不能達」，即可導致胃失和降、脾失健運，則升降失常、氣機不利、鬱久化火、肆虐中宮、胃陰被灼、食入即化、消穀善饑，從而形成中消，正如唐宗海所曰「肝為起病之源，胃為傳病之所」（《血證論》）。肝腎同源，休戚與共，若內傷情志、抑鬱不舒，則肝氣鬱結。肝司疏泄，以氣為用，《內經》云「氣有餘便是火」，肝又藏相火，故肝鬱易從火化，肝火旺盛，則必損腎陰、腎陰被耗、下焦虛衰、腎氣攝納不固、約束無權，故尿量多而甘，形成下消。總之，糖尿病之形成，多因肝鬱化火，旁涉肺、胃、腎三臟，造成其臟腑功能紊亂。因此，在臨床治療糖尿病，必須以疏肝泄火法為主，兼顧肺、胃、腎三臟，隨證、隨病加減施治，才能取得佳效。

　　疏肝降糖方方中柴胡疏肝開鬱、退熱升陽；黃芩協同加強疏肝解鬱、清熱泄火之效；虎杖清燥熱、袪濕熱；馬齒莧清熱解毒；澤瀉泄

熱利水；問荊清熱利尿。六藥相合，進一步加強清熱泄火之功。全方相輔相成，力專效宏，一矢中的，共奏疏肝解鬱、清熱泄火之效。

　　從全方之藥理作用來看，柴胡能降低大鼠由於餵飼膽固醇而升高的血漿膽固醇、三酸甘油脂的水平，且有明顯的保肝、促進肝糖元合成的作用；黃芩中黃芩甙有保肝作用，對四氧化碳所引起的小鼠肝損傷有明顯保護作用，從而有利於肝糖元的生成；從虎杖中提取的草酸，有降血糖作用；馬齒莧的水溶及脂溶成分，能延長四氧嘧啶性糖尿病大鼠及兔的生命，澤瀉浸膏以 6 g/kg 劑量注射於家兔皮下，有降血糖作用，應用問荊治療各型糖尿病，能補充胰腺的含矽量，而產生肯定的降糖效果。因此，諸藥合成可有明顯的保肝、降血糖作用。

　　從對臨床效果的觀察來看，本方雖對臨床症狀的消失及血糖、尿糖的降低均有較好的療效，但改善症狀一般較快，而降低尿糖及血糖尚需較長時間，一般 2～3 個月左右，且對病情重、病程長的患者需延長用藥時間才能提高療效。對 21 例隨訪病人的觀察來看，本方對糖尿病的遠期療效尚屬理想，對病情反覆者除疲勞、飲食不加調控等因素外，都屬服藥時間較短之故，故鞏固性治療對本病亦具有重要意義。

　　由於本方著眼於疏肝理氣、清熱泄火，從而進一步調整人體的陰陽平衡，恢復肺、胃、腎三臟的功能，故臨床用之未見引起低血糖、肝腎功能損害等副作用，且其降糖作用顯著，因此不失為治療糖尿病較理想的方劑。

　　【資料來源】韓旭等。〈試論糖尿病從肝論治——附 80 例臨床小結〉。《中醫函授通訊》，1996，（1）：19。

3. 清肝瀉心湯

【藥物組成】黃連、山梔、百合、知母、花粉、生地、柴胡。

【功效】清肝瀉心，滋水潤燥。

【適應症】心肝鬱熱型II型糖尿病。

【用藥方法】每日 1 劑煎煮 400 mL，分 2 次服。

【臨床療效】治療 30 例，其中顯效（治療後症狀基本消失，空腹血糖＜ 7.2 mmol/L，餐後 2 h 血糖＜ 8.3 mmol/L，24 h 尿糖定量＜ 10.0 克；或血糖、24 h 尿糖定量較治療前下降 30% 以上）10 例；有效（治療後症狀明顯改善，空腹血糖＜ 8.3 mmol/L，餐後 2 h 血糖＜ 10.0 mmol/L，24 h 尿糖定量＜ 25.0 克；或血糖、24 h 尿糖定量較治療前下降 10% 以上）15 例；無效（治療後症狀無明顯改善，血糖、尿糖下降未達上述標準）5 例。總有效率為 83.3%。

【經驗體會】消渴從心肝論治源於《素問》，發展於歷代醫賢。消渴病的發生與五志過極，七情失調的關係極為密切，心主神明總宰人的一切情志活動，肝藏魂，主疏泄，若情志活動失調均可致肝失疏泄，心神受擾，引起心肝鬱熱（或火旺）消耗陰精，燥熱內生。其肺燥、胃熱、腎虛多因木火、心火刑金，移熱於胃，暗耗陰精，腎陰虧虛所致。心肝鬱熱（或火旺）實為發病之本，而肺胃燥熱應為受累後之標象，腎虛之由，亦可為疾病轉化演變的結果。清肝瀉心湯就是基於以上認識設立的。本方具有清肝瀉心，滋水潤燥功效。方以黃連、山梔為君藥，均係苦寒之品，用以清肝瀉心；百合、知母為臣，助君藥滋陰清熱潤燥；天花粉、生地為佐藥，生津潤燥；柴胡入肝經條達肝氣為臣藥，即「火鬱發之」之意。

【資料來源】王行寬等。〈清肝瀉心湯治療II型糖尿病的臨床研究〉。《中國中醫藥

科技》，1997，(4)：204。

4.舒肝健脾活血湯

【藥物組成】薄荷 6 克（後下），蒼朮 10 克，木瓜、烏梅各 12 克，黃芪、山藥、醋白芍、玄參、白蒺藜、丹參、益母草、地錦草各 30 克。

【功效】舒肝健脾活血。

【適應症】肝鬱脾虛瘀血型 II 型糖尿病。

【用藥方法】每日 1 劑，水煎 2 次，每次服藥液 150 mL。同時服用達美康 80 ～ 160 mg/d，患者均停用其他降糖藥物，1 個月為 1 療程，治療 3 個月後評定療效；所有患者均長期隨診。在治療前後檢測空腹血糖 (FBG)、尿糖、餐後 2 h 血糖 (PBG)。

【臨床療效】治療 II 型糖尿病 50 例，其中顯效（臨床症狀體徵消失，FBG < 7.2 mmol/L 或降低 30%，PBG < 8.3 mmol/L 或降低 30%）20 例；有效（臨床症狀體徵明顯改善，FBG < 8.3 mmol/L 或降低 10 ～ 29%，PBG < 10.0 mmol/L 或降低 10 ～ 29%）26 例；無效（臨床症狀無明顯改善，FBG 和 PBG 降低 10% 以下或無變化）4 例。總有效率為 92%。

【經驗體會】糖尿病屬中醫學消渴病範疇，多從三消論治，認為係素體陰虛、飲食不節，復因情志失調，勞慾過度，致肺、胃、腎三臟陰津虧損、燥熱內生所致，治療多採用潤肺、清胃、補腎三法。然筆者在臨床中發現：本病情志失調為其主要病因，肝鬱脾虛血瘀為其主要病機。首先，隨著社會由溫飽型向小康型發展，嘈雜的環境，膨脹的人口，高競爭、高風險的工作，緊張的人際關係使人們長期處於一種緊張的狀態之中，有學者研究發現，48% 的糖尿病人係由情緒不良、家庭衝突或社會事件而引發；其次，本病為慢性病，目前尚無徹

底根治的方法，雖長期服藥和控制飲食，但仍反覆發作，甚至有各種併發症發生而導致機體功能障礙或死亡，故患者亦長期處於焦慮鬱悶之中，如此形成惡性循環。中醫認為情志失調則傷肝，致肝氣鬱結、疏泄失常，橫逆犯脾、脾失健運，水穀精微化生無權，精微不能隨氣機升降出入以營養全身而鬱於血中，以致血糖升高，精微當升不升反隨滯陰下泄，則尿糖亦高。肝主疏泄，調節全身氣機，肝鬱則氣滯，氣滯則血瘀，瘀血內停、經絡痹阻，臟腑受損，故致多種併發症發生。自擬舒肝健脾活血湯方中白蒺藜、薄荷、醋白芍舒肝、柔肝、調暢氣機；黃芪、山藥健運脾胃、益氣固精；蒼朮燥濕健脾兼以活血；玄參滋腎養肝、行瘀血兼制蒼朮燥烈之性；丹參、益母草、地錦草重在活血祛瘀，疏通經脈；木瓜、烏梅醒脾平肝，收斂固澀。諸藥合用，舒肝不耗氣，健脾不戀邪，活血不傷正，重在舒肝，乃消渴病終為陰虛之體，若選柴胡之類辛散燥烈之品則耗氣傷津，故以白蒺藜、薄荷、醋白芍、木瓜、烏梅等平和之品舒肝養肝，肝氣疏泄則脾土健運，氣血流暢，標本兼治，故效果較佳。

【資料來源】余成林。〈自擬舒肝健脾活血湯為主治療II型糖尿病 50 例〉。《湖南中醫藥導報》，2000, (12): 15。

第四章 辨證分型類方藥(四)

脾虛型

1. 參苓白朮散

【藥物組成】黨參、黃芪、焦山楂各 15 克，蒼朮、白朮、半夏、陳皮、澤瀉、厚樸各 10 克，山藥、茯苓各 20 克。

【加減變化】氣虛甚者重用黃芪 30 克；濕重便溏者加用白蔻仁、砂仁各 6 克，扁豆 15 克；合併肢體異麻感、疼痛、感覺減退等末梢神經病變加地龍、歸尾各 10 克；合併有雀目、耳聾等屬肝腎精氣不足者加服杞菊地黃丸；合併有胸悶、心悸、頭昏頭痛等心血管病變者加用赤芍、川芎、紅花各 10 克，川桂枝 6 克，丹參 15 克。

【功效】補氣健脾，和胃滲濕。

【適應症】脾虛濕滯型糖尿病。

【用藥方法】水煎服，日 1 劑，分 2 次溫服，患者均給予控制飲食。

【臨床療效】治療脾虛濕滯型糖尿病 15 例，其中顯效（自覺症狀消失，尿糖轉為陰性，血糖降至 6.95 mmol/L 以下）6 例；有效（自覺症狀消失或減輕，尿糖轉為陰性或比原來減少 "＋＋"，血糖在 6.95 ～ 8.24 mmol/L 之間或比原血糖水平降低 5.56 mmol/L 以上）4 例；無效（自覺症狀不減輕，尿糖、血糖無明顯改善）5 例。

【經驗體會】脾虛濕滯型糖尿病多發於老年人，多由勞倦過度，

飲食不節所致脾胃受損，運化失司，水穀精微不能上輸於肺，化生精血，營養臟腑四肢百骸，故病人多表現倦怠乏力，氣短肢麻，面色恍白等脾氣虧虛症狀。由於脾虛失運，清濁不分，濕從內生，阻困中焦脾土，氣機鬱滯，出現胸悶腹脹，納穀不香，大便溏瀉等濕滯症狀，脾虛失於統攝水穀精微，致使隨小便而排出體外，而有尿糖。現代藥理研究證實：白朮、黃芪、山藥等有保護肝臟，防止肝糖元減少的作用；四君子湯能使小白鼠肝細胞內肝糖元含量明顯增加。本方具有補氣健脾，和胃滲濕的作用，脾氣健旺，充達臟腑四肢百骸，從而達到降低血糖治療糖尿病的目的。

【資料來源】張宗銘。〈參苓白朮散加減治療脾虛濕滯型糖尿病 15 例〉。《安徽中醫學院學報》，1988，(4)：21。

2.愈消湯

【藥物組成】人參 10 克，黃芪 30 克，白朮 15 克，浮萍 30 克，茯苓 15 克，山藥 30 克，生地 30 克，花粉 30 克，枸杞 15 克，山萸肉 15 克。

【加減變化】尿糖下降緩慢者加黃精、玄參；血糖下降緩慢者重用黃芪；尿中出現酮體者加黃連、白芍；有高血壓者加鉤藤、生龍骨、夏枯草；皮膚瘙癢者加白蒺藜、蟬蛻、僵蠶；口渴症狀明顯者加生石膏。

【功效】益氣健脾，滋陰。

【適應症】脾虛型糖尿病。

【用藥方法】水煎服，每日 1 劑，每劑分早、中、晚 3 次，飯前半小時服，30 天為 1 療程，可連服 2 個療程。待尿糖陰性，血糖基本正常後，改為 2～3 天服 1 劑的方法遞減，服 1 個月停藥，以鞏固療效。

【臨床療效】146 例中，治癒（臨床症狀消失，空腹血糖降至正常範圍，尿糖轉陰，1 年內無復發者）28 例，占 19.2%；顯效（臨床症狀消失，空腹血糖降至 7.8 mmol/L 以下，尿糖陰性，停藥後半年內有反覆者）74 例，占 50.7%；好轉（症狀明顯減輕或基本消失，空腹血糖、尿糖改善不明顯者）29 例，占 19.9%；無效（症狀體徵無改善者）15 例，占 10.2%。總有效率為 89.8%。

【經驗體會】本病病因、病機比較複雜，但其根本在脾胃。李東垣認為「元氣」是維持生命的根本，而脾胃又是「元氣」之本，故他提出「養生當充元氣」和「欲實際引數氣，當調理脾胃」的論點。筆者運用健脾益氣，滋陰之藥，組成愈消湯治療本病，收到較好效果，且本方藥物通過現代藥理研究也證明具有不同程度降低血糖的作用。筆者在實踐中還體會到治療消渴病若單著眼於滋陰清熱，效果往往多不理想，而用健脾益氣法，使脾氣健運，肺得所養，肺氣充沛，消渴證自可漸除，健脾治水，使元陽壯，腎氣固，則多尿自消，其他症狀亦可自癒，此外，囑患者保持情緒穩定，節制房事，特別是在飲食方面，禁食辛辣，炙煿食物，少食含糖分高的食物，但是飲食控制要適當，若控制過量，致水穀缺乏，精微不生，氣血化生不足，則臟腑失養，正氣虛衰，功能減退，於治本病是無益的。

【資料來源】邱希昌等。〈愈消湯治療糖尿病 146 例療效觀察〉。《湖南中醫雜誌》，1991,⑸: 2。

3.益氣化瘀湯

【藥物組成】黃芪、黨參、丹參各 15 克，蒼朮、白朮、赤芍、當歸、佩蘭各 10 克，山藥、益母草各 20 克。

【功效】益氣化瘀。

【適應症】老年性脾虛夾瘀型糖尿病。

【用藥方法】每日 1 劑，早晚飯前半小時分次服。

【臨床療效】治療老年性糖尿病 60 例，其中顯效（症狀消失或明顯緩解，尿糖 "－"，空腹血糖 < 7.2 mmol/L，口服葡萄糖耐量試驗 2 h 血糖 < 9.6 mmol/L，或餐後 2 h 血糖 < 8.6 mmol/L，糖化血紅蛋白 < 8.14%) 23 例；有效（症狀明顯減輕，尿糖 "－"，空腹血糖 < 8.6 mmol/L，口服葡萄糖耐量試驗 2 h 血糖 < 12.0 mmol/L，或餐後 2 h 血糖 < 9.0 mmol/L）33 例；無效（症狀無改變或雖有減輕但有反覆者，空腹血糖 > 8.6 mmol/L，口服葡萄糖耐量試驗 2 h 血糖 > 12.0 mmol/L，或餐後 2 h 血糖 > 9.0 mmol/L）4 例。總有效率為 93.33%。治療過程中多數併發症有所減輕或消失，血脂也有不同程度下降。

【經驗體會】老年人常因飲食不節，勞倦過度而致脾胃虛弱，運化失調，升降失司，使水穀精微不能上輸於肺，化生精血，營養四肢百骸，從而導致本病，加之憂思惱怒，肝失調達，肝氣鬱滯，久則氣虛血瘀，變症叢生，故本病治療宜從益氣化瘀入手。自擬益氣化瘀湯中用黨參、蒼白朮、佩蘭、黃芪、山藥益氣健脾化濕，當歸、益母草、赤芍、川芎、丹參養血和陰、活血通絡，全方共奏益氣化滯之功。中氣足則促使水穀精微化生氣血，血脈通則有利於氣血津液營養四肢百骸。臨床觀察表明本方能防止或減緩併發症的發生，且無明顯副作用。

【資料來源】張宗銘等。〈益氣化瘀湯治療老年性糖尿病 60 例〉。1991, (8): 351。

4. （張氏）加味二陳湯

【藥物組成】半夏 10 克，陳皮 6 克，茯苓、白朮、蒼朮各 15 克，草決明 24 克，丹參、葛根各 30 克。

【功效】健脾燥濕化痰。

【適應症】糖尿病屬脾虛痰濕型，症見口乾粘，納穀不香，四肢倦怠，形體肥胖，舌體胖大，舌質淡，舌邊有齒痕，苔白膩，脈緩或沉弦等症。

【用藥方法】日 1 劑，水煎服，15 天為 1 療程。

【臨床療效】治療糖尿病 32 例，其中治癒（空腹血糖 ≤ 5.6 mmol/L，甘油三脂 ≤ 1.5 mmol/L，症狀消失連續 3 個月以上）4 例；顯效（空腹血糖 ≤ 7.0 mmol/L，甘油三脂 ≤ 2.0 mmol/L，症狀基本消失）16 例；有效（空腹血糖 ≤ 8.5 mmol/L，甘油三脂 ≤ 2.5 mmol/L，症狀大減）10 例；無效（血糖、甘油三脂及症狀無改變）2 例。

【經驗體會】綜觀本組 32 例患者的臨床表現，多為形體肥胖之多痰多濕體質。患者大都飲食不節或情志不暢，影響脾之健運，水濕內生，聚濕成痰，其病機為痰濕之邪阻礙津液的輸布而發病。治以燥濕化痰之法，正如張志聰在其《侶山堂類辨·消渴說》所云：「有脾不能為胃行其津液，肺不能通調水道而為消渴者，人但知以涼藥治之，不知脾喜燥而肺惡寒，……以燥脾之藥治之，水液上升即不渴也。」

二陳湯為燥濕化痰之基本方，去炙甘草以防滋膩，加白朮、蒼朮以加強燥濕之功，且白朮能健脾促運化；草決明以化濕濁，而血與津液同源，故用丹參活血的同時，亦能促進津液的布散；用葛根升脾陽助脾運而減少痰濕之生成，證治相合，故而療效較佳。

【資料來源】張雪紅。〈加味二陳湯治療糖尿病 32 例〉。《湖北中醫雜誌》，1994，(2)：20。

5. 加味溫膽湯

【藥物組成】半夏 15 克，陳皮 15 克，茯苓 20 克，竹茹 15 克，

枳實 15 克，黃芪 50 克，山藥 25 克，玄參 40 克，黨參 20 克，烏梅 20 克，黃連 10 克，生草 10 克。

【加減變化】口渴甚加石膏 50 克（先煎），知母 25 克，花粉 20 克；饑餓甚加生地 30 克，熟地 30 克；尿頻加桑螵蛸 25 克，山萸 15 克，丹皮 15 克；合併血管病變加丹參 30 克，葛根 20 克，三七粉 4 克（沖服）。

【功效】健脾化痰，利濕行氣。

【適應症】脾虛兼痰濕型糖尿病。

【用藥方法】以上中藥每日 1 劑，每劑水煎二遍，混合至 300 毫升，早晚溫服。忌生冷油膩之品。

【臨床療效】治療糖尿病 45 例，其中顯效（症狀消失，空腹血糖降至正常，空腹尿糖定性轉陰者）24 例，占 53.3%；有效（症狀明顯減輕，空腹血糖下降 3 mmol/L 以上，空腹尿糖控制在 2 個加號以下者）18 例，占 40.0%；無效（症狀無改善，空腹血糖和空腹尿糖下降不明顯者）3 例，占 6.7%。總有效率為 93.3%，療程 1～5 個月。

【經驗體會】筆者臨床觀察糖尿病患者肥胖者居多，《素問·奇病論篇第四十七》云：「此人必數食甘美而多肥也，肥者令人內熱，甘者令人中滿，故其氣上溢，轉為消渴。」有資料表明：成人糖尿病患者多伴有肥胖，而肥胖者中，糖尿病發病率 4 倍於非肥胖者，所以肥胖與糖尿病有關。「肥人多痰」，胖人多濕，痰濕困脾，脾虛失於散精，津液不能上承於肺，肺燥津虧引水自救，故口乾多飲，脾失健運，不能正常吸收水穀精微，從小便而出，故尿頻混濁而味甜，脾虛不能為胃行其津液，而致胃陰不足，化燥生熱，故善饑多食，煩渴多飲，脾虛不能敷布精氣於四肢肌肉，故四肢倦怠，酸軟無力，飲食雖多但身體日趨消瘦，「氣行則血行」，「氣停則血停」，脾氣虛弱，氣血運行不暢，則可導致血脈瘀滯，而肢麻疼痛。舌質紫暗或有瘀斑。故筆者選用溫

膽湯健脾化痰，利濕行氣，加黃芪、黨參、山藥，增強健脾化濕之功效；玄參、烏梅，養陰生津止渴；黃連性味苦寒而入胃經，能瀉胃火而治中消之口渴喜飲，諸藥配伍，隨證加減，可使三消症狀減輕並消失，使血糖下降。

【資料來源】余建模。〈溫膽湯加味治療糖尿病45例〉。《中醫藥學報》，1995，(2)：18。

6.健脾湯

【藥物組成】遼沙參、紅參、山藥、山萸肉、白朮、黃精、製附子、桂枝。

【功效】補虛健脾，養陰生津。

【適應症】糖尿病脾虛型。

【用藥方法】水煎服，日1劑，每日早、晚各服1次。服藥期間，停用降糖西藥。

【臨床療效】治療II型糖尿病30例，結果臨床治癒（尿糖陰性，血糖6.1 mmol/L以下，合併症恢復正常）15例；有效（服藥後病人症狀明顯好轉）12例；無效（治療後查尿糖、血糖均無變化）3例。

【經驗體會】綜觀近年來各家對本病的研究治療，多從腎虛、肺燥立論，以滋陰清熱為法。筆者根據臨床實踐，認為脾虛是糖尿病重要的病理基礎，糖尿病的多種病因都可直接或間接損傷脾胃，使脾失健運，不能散布津液，氣虛津虧而化燥，導致糖尿病諸多症狀的發生；若脾虛失於散津，津液不能上承於肺。肺燥津虧引水自救，故有口乾多飲，脾氣下陷，膏汁外流，水穀精微不為人體所用，卻從小便出，故有小便頻數而混濁味甜；脾虛不能為胃行其津液，胃中陰精不足，化燥生熱，故有善饑多食，煩渴多飲；脾不能散布津氣於四肢肌肉，

則四肢倦怠，酸軟無力，雖多飲但形體日漸消瘦；脾虛日久，還可導致血脈瘀滯，而有肢體麻木疼痛，舌質紫暗或有瘀斑。

由此可見，脾虛在糖尿病的發生、發展過程中具有重要作用。治療本病應以補虛健脾為主而治其本，兼顧養陰生津、清熱活血而治其標，達到治病之目的。

【資料來源】張立新等。〈健脾為主治療Ⅱ型糖尿病 30 例臨床觀察〉。《河南中醫藥學刊》，1996，⑵：40。

7. 健脾養陰湯

【藥物組成】黃芪、淮山藥、玄參、太子參各 24 克，黨參、茯苓、蒼朮、白朮、旱蓮草、女貞子、麥冬、石斛各 15 克。

【功效】益氣健脾，養陰生津。

【適應症】老年脾虛型糖尿病。

【用藥方法】上方加水 500 mL，復煎至 200 mL，每日 1 劑，分兩次服。所有病人均採用控制飲食，每日飯量 230 ～ 260 克。有合併症者，原服用西藥或中成藥者均維持不變。原服用降糖藥者亦維持原量，服用中藥湯劑者則停用，改用相應的中成藥。每週查空腹血糖 1 次，時間以治療 4 週為限。

【臨床療效】治療老年糖尿病 60 例，顯效（空腹血糖降至 7.8 mmol/L，臨床症狀消失）20 例；有效（空腹血糖下降 3.5 mmol/L 以上，臨床症狀減輕）35 例；無效（空腹血糖無變化或僅下降 3.5 mmol/L 以下，臨床症狀無減輕）5 例。總有效率為 90.1%。療程最短者為 1 週，空腹血糖降至正常，無低血糖症狀出現。

【經驗體會】老年糖尿病者，多為久病多病之軀，其臟腑虛損較突出。《靈樞·五變篇》曰：「五臟皆柔弱者，善病消癉。」說明臟腑虛

弱是消渴的重要病因，這也是老年人易患消渴的原因，符合現代流行
病學調查結果。因此補益臟腑是治療老年糖尿病一個很重要的方面。
脾為後天之本，氣血化生之源；通過培土，以充養五臟六腑，是古今
補益大法之一，《中醫內科學》認為消渴的主要病因是素體陰虛、飲食
不節。其病機特點是陰虛為本，燥熱為標，氣陰兩傷，陰陽俱虛，據
治病求本的原則，養陰必不可少。另一主要病因是飲食不節，損傷脾
胃，故治療上也應補益脾胃。健脾養陰湯方中蒼朮、玄參、黃芪、山
藥為名醫施今墨治療消渴病的兩個藥對；黨參、白朮、茯苓用以健脾；
太子參、麥冬、石斛以養陰生津；旱蓮草、女貞子為二至丸之組成，
以補益肝腎之陰。據藥理實驗，蒼朮、玄參、黃芪、山藥、黨參、白
朮、茯苓、麥冬等，均有降血糖的作用。

【資料來源】尹智功等。〈健脾養陰湯治療老年糖尿病 60 例體會〉。《中國中西醫
結合脾胃雜誌》, 1996, (4): 239。

8.香附旋覆花湯

【藥物組成】香附 10 克，旋覆花 12 克（包），蘇子 12 克，杏仁
12 克，薏苡仁 30 克，茯苓 30 克，半夏 12 克，陳皮 12 克，烏梅 20 克，
生山楂 20 克，天花粉 20 克。

【加減變化】頭暈、目眩、耳鳴甚者，加菊花 12 克，石決明 15 克，
枸杞子 30 克；肢麻、頭暈者，加夏枯草 20 克，川牛膝 12 克，地龍 12 克，
天麻 12 克；噁心、嘔吐痰涎、脘腹滿悶者，加白朮 12 克，枳實 12 克，
竹茹 12 克；口乾不欲飲，心煩，檢查血脂血糖均增高者，加桃仁 10 克，
紅花 10 克；四肢軟弱無力者，加黃芪 15 克，人參 6 克，生山藥 30 克，
山茱萸 15 克；心悸失眠者，加炒棗仁 30 克，生龍骨 30 克，生牡蠣 30 克；
口乾不欲飲兼大便乾者，加生石膏 20 克，生大黃 6 克，葶藶子 12 克；

肢體浮腫尿少者，加豬苓15克，澤瀉12克，車前子30克（包）。

【功效】理氣建立，化痰和絡。

【適應症】脾虛痰濕型Ⅱ型糖尿病。

【用藥方法】日1劑，水煎2次至300 mL，分2次口服，20 d為
1療程。

【臨床療效】60 例患者服用香附旋覆花湯加味後症狀基本消失
24 例，症狀明顯改善 33 例，症狀無改善 3 例。綜合療效顯效 33 例，
有效 18 例，無效 9 例，總有效率 85%。

【經驗體會】臨床觀察Ⅱ型糖尿病患者，其臨床症狀特點為形體
肥胖，渴飲多不顯著，以痰濕內盛、痰濁中阻、痰熱鬱積、內擾心神
以及氣虛痰阻為主要表現，此類病人多數兼有脂質代謝紊亂，膽固醇
和甘油三脂增高。根據其病理變化，筆者在治療本病時，注重以理氣
化痰為主，方均以香附旋覆花湯加味為基本方隨症加減。方中旋覆花、
蘇子、半夏、杏仁、薏苡仁、茯苓分別有降氣化痰、利水滲濕、行氣
健脾之力；香附、陳皮理氣解鬱；配烏梅、生山楂斂陰止渴；天花粉
止渴化痰，諸藥相伍，直接增強理氣化痰和絡之功。本方無明顯毒副
作用，凡形體肥胖之Ⅱ型糖尿病患者，合併見有痰濕之證者均可試用。

【資料來源】張秀雲。〈理氣化痰法治療Ⅱ型糖尿病 60 例〉。《山東中醫雜誌》，
1996, (6)：255。

9.健脾生津活血湯

【藥物組成】生黃芪、太子參、淮山藥各 30 克，雞內金、北沙參
各 15 克，葛根、蒼术、丹皮各 10 克，丹參、生山楂各 30 克。

【加減變化】口渴多飲加知母 10 克，生石膏 30 克，天花粉 15 克；
胃熱善饑加川連 6 克，石斛、玉竹各 15 克；多尿加生地 30 克，山萸

肉、覆盆子各 10 克；血壓高加桑寄生 15 克，懷牛膝 10 克；心律失常加炒棗仁 10 克，苦參 15 克；眼底動脈硬化或出血加蒲黃、莬蔚子各 10 克，參三七 3 克（研沖）；冠心病加川芎 10 克，絳香 5 克。

【功效】健脾生津，活血化瘀。

【適應症】脾虛瘀血型糖尿病。

【用藥方法】上方連煎 3 次，共取藥液 600 mL，1 日內分 3 次服完，20 天為 1 療程。

【臨床療效】68 例中，臨床痊癒（症狀全部消失，尿糖"－"，血糖連續 3 次正常）26 例，占 38.23%；好轉（臨床主要症狀明顯減輕或消失，及有關化驗檢查情況均明顯改善）39 例，占 57.35%；無效（治療後，臨床症狀及有關化驗檢查無明顯改善）3 例，占 4.42%。總有效率為 95.58%。

【經驗體會】糖尿病形成的機理從中醫學傳統病機認為是肺、胃、腎三臟陰虛燥熱所致，但從近代諸多醫家治療本病的資料來看，認為脾虛血瘀是形成本病的主要病理基礎。一方面脾虛轉輸功能失常，導致水穀津液輸布利用過程中的不平衡及紊亂狀態，從而形成「三多一少」現象，另一方面脾虛津虧致血液粘度增加，加之氣虛推動無力致血流緩慢而成瘀，瘀阻脈絡既可影響氣的生化，阻滯氣機，使津液失布，又可瘀久化熱傷陰，造成了津虧燥熱之象。因此，健脾生津活血化瘀是治療本病的根本大法。臨床發現部分空腹血糖正常的患者，餐後血糖仍超出標準，如果放鬆治療，會造成血糖再度升高現象。因此，在治療本病的過程中，既要控制空腹高血糖，同時要瞭解控制餐後高血糖的重要意義。節制飲食是保證療效的重要措施。控制高澱粉、糖、脂肪的吸入至為重要，臨床證實凡飲食控制得好，療效顯著。反之，療效較差，且易復發。適當的運動一方面可以消耗肌肉中儲存的葡萄糖，然後肌肉利用血糖而使血糖下降，另一方面可促進血液循環和脂

肪的消耗，提高血液中高密度脂蛋白的含量（這種脂蛋白有保護心臟作用），改善周圍組織的血流和供氧能力，改善微循環障礙，從而改善體內津液代謝和糖的代謝，對疾病的恢復有積極的意義。

【資料來源】劉殿青。〈健脾生津活血湯治療糖尿病〉。《實用中醫內科雜誌》, 1997, ⑵：14。

10. （魏氏）加味二陳湯

【藥物組成】半夏 12 克，陳皮 12 克，蒼朮 12 克，白朮 12 克，茯苓 15 克，澤瀉 12 克。

【功效】健脾燥濕化痰。

【適應症】脾虛痰濕型糖尿病，症見形體肥胖，舌苔厚膩，脈呈滑象，兼頭暈目眩，或口眼歪斜，或噁心納呆，或肢體麻木，或下肢水腫，或便溏腹瀉等。

【用藥方法】每日 1 劑，水煎，分 2 次溫服，10 ～ 15 劑為 1 療程，一般觀察 2 個療程空腹血糖的變化。

【臨床療效】33 例 II 型糖尿病經治療，由治療前空腹血糖 (mmol/L) 12.19 降為治療後 9.79。

【經驗體會】糖尿病病因病機研究中，以陰虛內熱，氣陰兩虛，脾虛致消，肝鬱致消等學術觀點頗多見。糖尿病從痰論治，不是講痰濕是糖尿病的原因，而是指某些糖尿病患者表現為痰濕證或糖尿病有併發症時存在著痰濕證。辨證慮及陰虛為本，燥熱為標，不按痰濕論治，必影響治療效果。此階段燥濕化痰實寓健脾其中，亦不失為治糖尿病之大法。這一療法對痰濕證的糖尿病病人療效雖不具有統計學意義，但血糖下降幅度仍非十分理想，可能與療程偏短有關。

【資料來源】魏守寬等。〈糖尿病從痰濕論治 33 例〉。《山東中醫藥大學學報》,

1997,（2）: 127。

11.（陳氏）降糖湯

【藥物組成】高麗參（另燉）10 克，黃芪、茯苓、淮山藥各 24 克，丹參、葛根、白芍各 15 克，蒼朮、沙參、麥冬各 12 克，田三七（研末，兌服）3 克。

【加減變化】若口乾欲飲甚者加天花粉、生地；胃熱善饑者加黃連；尿多者加桑螵蛸、山茱萸；有末梢神經炎者加雞血藤、地龍；皮膚感染者加金銀花、蒲公英；視物模糊者加菊花、枸杞子；血脂高者加山楂。

【功效】健脾生津、活血化瘀。

【適應症】脾虛瘀血型糖尿病。

【用藥方法】每日 1 劑，水煎 2 次，每次服藥液 150 mL。10 天為 1 療程，1 個療程後復查空腹血糖、尿糖各 1 次。治療期間停服降糖西藥，節制飲食，禁食糖酒，忌辛辣厚味，多食新鮮蔬菜、豆類、水產類。

【臨床療效】32 例經治療，治癒（臨床症狀消失，檢測空腹血糖連續 3 次降至正常，尿糖多次陰性，半年以上無復發者）17 例；好轉（症狀明顯改善，空腹血糖接近正常或比治療前明顯下降，尿糖定性"＋＋"以下者）11 例；無效（治療 1 個月，臨床症狀無改善，血糖、尿糖不降或下降不顯，或改西藥治療者）4 例。總有效率為 87.5%。伴有高脂血症的 16 例患者中，6 例血清膽固醇、7 例甘油三脂均有不同程度下降。3 例尿常規異常患者中，1 例恢復正常，1 例已改善。

【經驗體會】本組患者的臨床症狀，其病機與脾虛不運有關。因脾主運化，脾氣散精，脾虛運化升清功能失常，津生無源，且津液不

能上承布散，陰津失布，臟腑組織失於滋潤，功能紊亂，燥熱而生，出現口渴多飲；脾虛不能為胃行其津液，胃失濡潤，致胃熱亢盛而消穀善饑；脾氣虛不能轉輸水穀精微，雖多食而消瘦；水穀精微不能充分利用，停留血內，血糖升高，下流而為糖尿；水穀精微不能資助先天，致腎失封藏，開闔失司，固攝無權，尿多而頻。故本病的「三多一少」症無不與脾虛有關。另外，脾虛津虧，血液粘稠，加上氣虛血行無力，緩慢成瘀，瘀阻氣滯，不能載水津上升，及瘀久化熱傷陰，均可加重燥熱諸症。因此，脾虛是糖尿病發生發展的主要病機，進而損耗他臟，導致多系統、多部位的損害。而陰虛燥熱僅為其標，瘀血乃其病理產物，又可成為致病之因，加重陰虛津虧，形成惡性循環，纏綿難癒，變症蜂起。臨床上雖有腎陰虛損、肺陰不足等症，但根據先賢「補腎不如補脾」，「調理脾胃，以安五臟」之經驗，治療以健脾益氣為主，佐以滋陰活血。本方中人參、黃芪、淮山藥、茯苓健脾益氣生津。現代藥理研究，人參有增強人體免疫能力，降低血糖，抗利尿等作用；蒼朮燥濕健脾，升發脾陽；葛根生津止渴，有降低血糖的作用；白芍柔肝，與甘味益氣藥同用，酸甘化陰；田三七、丹參活血化瘀，攻補兼施而不傷正；沙參、麥冬養陰潤肺，化水生津。諸藥相伍，有健脾生津、活血化瘀之功。

【資料來源】陳維初。〈健脾化瘀法治療糖尿病 32 例臨床觀察〉。《湖南中醫雜誌》，1997,（3）: 14。

12. 加味四君子湯

【藥物組成】黨參 20 克，白朮 15 克，茯苓 15 克，蒼朮 12 克，淮山藥 20 克，玄參 15 克，佩蘭 15 克，葛根 30 克。

【加減變化】口渴多飲者，加花粉、知母；多食易饑者，加黃連、

石斛、石膏；伴有動脈硬化者，加丹參、川芎；伴有周圍神經病變者，加桑枝、土鱉、木瓜、紅花；尿頻量多者，加覆盆子、益智仁、芡實；白內障者，加菊花、莞蔚子；高血壓者，加天麻、牛膝、桑寄生。

【功效】益氣健脾化濁，滋陰清熱。

【適應症】脾虛痰濕阻滯型糖尿病。

【用藥方法】水煎服，日1劑，分2次溫服，療程4週。

【臨床療效】30例患者經治療，顯效5例，有效23例，無效2例，總有效率93.3%。

【經驗體會】健脾降糖作用，近代大量文獻已予肯定，筆者認為，其機理主要以「脾」與「消渴」的發病密切相關。糖尿病主要表現為體內三大代謝紊亂，而糖、蛋白質、脂肪屬水穀精微物質，賴脾之運化傳輸而布散全身。正如《素問・經脈別論篇》曰：「脾氣散精，上歸於肺，通調水道，下輸膀胱，水津四布，五經並行。」脾失健運，則精微不布，三大物質則不能正常代謝而發消渴，即「脾脆，善病消癉」。另外，據大量臨床觀察發現，成人糖尿病，特別是40歲以上糖尿病患者，多為形盛氣衰之體，雖有部分患者在罹病後呈進行性消瘦，但病前往往多肥胖，發病率4倍於非肥胖者。古人云：「此肥美之所發也，此人必數食甘美而多肥也，肥者令人內熱，甘者令人中滿，其氣上溢轉為消渴。」

近年來，由於血液流變學、微循環及脂代謝研究水平的不斷提高，發現糖尿病普遍存在高脂血症、高血粘滯綜合徵，並且是血管併發症的病理生理基礎，而高脂血症以「痰濕壅盛」型最多見，高血粘度與瘀血關係較密切。筆者觀察臨床病例多為氣虛痰阻瘀血之證，故認為脾氣虧虛，水濕不運，久則聚濕生痰，痰濕內停，阻遏氣機，津不上承而發消渴。痰凝日久，脈道不通，或脾氣虧虛，中氣不足，氣不行血，痰瘀互結，變症百出，因此，擬從「脾」論治糖尿病，有明顯的

降糖作用，並且可以延緩併發症的發生發展。

　　基本方用四君子湯益氣健脾；佩蘭、蒼朮醒脾化濁；葛根清熱生津，升舉脾陽，使水穀之精微得脾陽之輸布而上歸於肺；淮山藥益脾陰，攝精微；玄參生津潤燥。以上諸藥，據現代藥理研究，均具降血糖作用，其中葛根兼擴血管、降低血粘度功效，是防治 II 型糖尿病並血管病變之最佳藥選。加減用藥中，覆盆子、芡實、山萸肉能益腎縮泉，丹參活血化瘀，茺蔚子養肝明目。

　　【資料來源】邢玫。〈從「脾」論治糖尿病——附 30 例療效分析〉。《中醫藥研究》，1997，(5)：18。

13.升清降糖方

　　【藥物組成】柴胡 15 克，升麻 10 克，黃芪 15 克，蒼朮 10 克，桔梗 10 克，黃芩 10 克，黃連 5 克，雞內金 10 克，鬼箭羽 15 克。

　　【加減變化】氣虛加太子參 15 克，黃精 10 克，山藥 15 克；瘀血加益母草 15 克，丹參 10 克，郁金 10 克；濕熱加虎杖 15 克，萆薢 15 克，白花蛇舌草 15 克；陰虛加玄參 10 克，生地 10 克，地骨皮 10 克；氣滯加陳皮 10 克，香附 10 克，荔枝核 15 克。

　　【功效】益氣健脾升清，清熱化濕祛瘀。

　　【適應症】脾虛氣陷，陰火上乘型 II 型糖尿病。

　　【用藥方法】每日 1 劑，水煎 2 次，取汁約 400 mL，分 2 次於早晚餐前半小時口服，1 個月為 1 療程，連續治療 2 個療程。

　　【臨床療效】治療 II 型糖尿病 35 例，其中顯效（治療後症狀基本消失，FBG < 7.2 mmol/L，或 FBG 較治療前下降 30% 以上）15 例，占 42.9%；有效（治療後症狀明顯改善，FBG < 8.3 mmol/L，或 FBG 較治療前下降 10% 以上）16 例，占 45.7%；無效（治療後症狀無明顯

改善，FBG 下降未達上述標準）4 例，占 11.4%。總有效率為 88.6%。

【經驗體會】II型糖尿病的病理機制在於本虛標實，筆者認為，其本虛的實質既有先天腎虛的一面，即西醫所認為的本病的發病可能與多基因遺傳缺陷有關，又存在後天的脾胃受損。患者多由於飲食不節，或缺少體力活動而誘發本病，正如《素問・奇病論篇》所云：「此肥美之所發也，此人必數食甘美而多肥也，肥者令人內熱，甘者令人中滿，故其氣上溢，轉為消渴。窮其病機，在於素體有虧，又長期多食而少動，日久食積化濕生熱而傷脾，導致脾胃運化失常，中氣下陷，陰火上乘；火熱內擾，又耗氣傷陰，甚則煎熬津液而致瘀，由此出現一系列的臨床症狀。補脾胃瀉陰火升陽湯，是李東垣《脾胃論》中的一張代表方，其方義如同其方名，對II型糖尿病患者脾虛氣陷，陰火上乘的病理機制相同，所以，筆者在此方的基礎上進行加減，組成升清降糖方，方以柴胡、升麻、黃芪、桔梗升舉中陽，以助脾運，生津液；蒼朮、雞內金健脾化濕；黃芩、黃連瀉陰火助清三焦濕熱；鬼箭羽活血逐瘀。現代藥理研究表明，方中所用藥物如柴胡、桔梗、黃連、蒼朮、鬼箭羽均有不同程度的降糖作用，黃芪能雙向調節糖代謝，黃芩能降脂，防治糖尿病併發症，柴胡還能糾正糖、脂、蛋白質代謝紊亂。

【資料來源】曹福凱等。〈升清降糖方法治療II型糖尿病 35 例臨床觀察〉。《中醫藥研究》，1997，(6)：15。

14.滋脺飲

【藥物組成】生黃芪 40 克，大生地、生淮山藥各 30 克，山萸肉 15 克，生豬胰子 20 克。

【加減變化】口渴多飲者加生石膏 30 克，知母肉 15 克，葛根10 克；

多食善饑者加大熟地 30 克，玉竹 20 克，雞內金 12 克；飲一溲一，尿糖呈強陽性者加川萆薢 15 克，芡實 20 克，益智仁 15 克。

【功效】益氣健脾、潤肺滋腎。

【適應症】糖尿病脾虛型。

【用藥方法】生豬胰子在沸水中余後待用，餘藥加水 500 mL，文火令沸 30 min，取汁 200 mL，送服豬胰子 10 克。每日 1 劑，10 d 為 1 療程，一般治療 1 ～ 3 個療程。

【臨床療效】治療糖尿病 63 例，其中良好控制（症狀消失，空腹血糖 < 5.55 mmol/L）25 例；中等控制（症狀減輕，空腹血糖 < 7.22 mmol/L）32 例；控制不佳（治療 3 個療程症狀仍無明顯改善，空腹血糖 > 7.22 mmol/L）6 例。總有效率為 90.48%。

【經驗體會】《醫學衷中參西錄》云：「消渴一證，古有上、中、下之分，謂其證皆起於中焦而極於上下。究之無論上消、中消、下消，約皆渴而多飲多尿，其尿有甜味。……因中焦脾病，而累及於脾也……，致脾氣不能散精達肺則津液少，不能通調水道則小便無節，是以渴而多飲多溲也。」據此立論組方而成滋脾飲，方中黃芪、生淮山藥為主藥，助脾氣上升，還其散精達肺之功；大生地能助腎中之真陰，上朝以潤肺，又能協同山萸肉以封固腎關；生豬胰子即豬之脾，用之取其以臟補臟之義。諸藥合用，可奏益氣健脾、潤肺滋腎之效。原方用生豬胰子切碎沖服，但考慮到生食有違衛生，且難以下嚥，但又需保持生豬胰子之功效，故以沸水余之而服為宜。

【資料來源】牛丙緒等。〈滋脾飲治療糖尿病 63 例〉。《安徽中醫臨床雜誌》，1997，(6)：284。

15.（孫氏）降糖散

【藥物組成】黃精、山藥、大棗、五味子、白朮、枸杞子、女貞子、淫羊藿。

【功效】益氣健脾補腎。

【適應症】脾腎兩虛型非胰島素依賴型糖尿病。

【用藥方法】上藥共研成粉劑。空腹血糖在 16 mmol/L 以下，無合併症者，每次 5 克，每日 2 次，早晚沖服；空腹血糖在 16 mmol/L 以上，有合併症者，尿酮體陽性者，每次 10 克，每日 2 次，早晚沖服，療程均為 2 個月。

【臨床療效】治療非胰島素依賴型糖尿病 38 例，其中治癒（症狀消失，血、尿檢查在正常值，追訪半年未發病者）20 例；好轉（症狀消失，空腹血糖在 7 mmol/L 以下，尿糖定性在 0 ～ "＋"）16 例；無效（症狀無明顯變化，血尿檢驗無明顯下降）2 例。總有效率 94.74%，治癒率 52.63%。

【經驗體會】本病主要由七情鬱結、先天稟賦不足、年老腎虛等因素導致肺、脾、胃、腎等陰虧燥熱，消灼津液，水穀轉輸失常，氣虛陰虧等病理改變，出現「三多一少」症候。自擬「降糖散」由純中藥組成，方中黃精、山藥、大棗、五味子、白朮補脾益氣；枸杞子、女貞子、淫羊藿補腎益精，諸藥配伍，共奏佳效。「降糖散」中諸藥經現代藥理分析具有不同程度的降低血糖作用。

【資料來源】孫素貞等。〈降糖散治療非胰島素依賴型糖尿病 38 例〉。《中醫藥資訊》, 1998,（2）: 21。

16.健脾化瘀丹

【藥物組成】白朮 150 克，山藥 230 克，太子參 180 克，天花粉 200 克，石斛 100 克，丹參 180 克，赤芍 150 克，鬼箭羽 200 克，地骨皮 120 克，黃芪 200 克。

【加減變化】若口渴甚加沙參、玄參；多食加生石膏；多汗加牡蠣；失眠加龍骨、炒棗仁；五心煩熱加黃柏；胸脅脹滿加柴胡、枳殼；胃熱津傷甚加沙參；血脂高加生山楂、虎杖；眼底改變加草決明、石決明；皮膚瘙癢加白蒺藜、地膚子。

【功效】益氣健脾，生津攝氣，化瘀生新。

【適應症】脾虛夾瘀型糖尿病。

【用藥方法】上藥共研細末，裝入"0"號膠囊，每粒 0.5 克，每次 5 粒，日服 3 次，1 個月為 1 療程。服藥期間，節飲食，遠肥甘，禁房事，忌惱怒、勞累及辛辣食物，調情志，適運動，藥養結合。

【臨床療效】50 例患者經過 1～3 個療程，治癒（症狀消失，實驗室檢查多次正常）18 例，占 36%；好轉（主要症狀及有關實驗室檢查有改善）28 例，占 56%；無效（症狀及實驗室檢查無變化）4 例，占 8%。總有效率為 92%。

【經驗體會】中醫認為，糖尿病病位在肺、胃、腎，主要病理變化是陰虛燥熱，但中焦脾虛在糖尿病的發病中也占有重要的地位。脾主運化，為氣血津液化生之源，脾胃虛弱，氣血津液生化乏源，脾氣不能散布上輸於肺，肺津無以輸布，則口渴多飲；脾虛不能為胃行其津液，燥熱內盛，消殺水穀，則消穀善饑；脾虛不能轉輸水穀精微，水穀精微下注膀胱，則小便頻多而味甘；水穀精微不能濡養肌肉，故形體日漸消瘦。陽氣虛弱，鼓動無力，亦可致瘀血內停。故方中白朮

補氣健脾，生津止渴；山藥味甘，性涼而潤，輕補而不聚，微香而不燥，既能補氣，又能養陰。臨床報導，二藥相伍有較好的降糖作用；太子參、天花粉、石斛養陰潤肺，生津止渴；黃芪補氣以敷布津液；地骨皮清虛熱，泄肺熱；丹參、赤芍、鬼箭羽活血化瘀，瘀化氣暢則陰液自生。諸藥相伍，相得益彰，共奏健脾益氣，生津攝氣，化瘀生新之功效。

　　【資料來源】姬雲海。〈健脾化瘀丹治療糖尿病 50 例〉。《吉林中醫藥》，1998，(2)：11。

17.健脾利濕湯

　　【藥物組成】黃芪 50 克，茯苓 15 克，葛根 20 克，白朮 25 克，扁豆 15 克，薏苡仁 30 克，澤瀉 10 克，佩蘭 10 克，知母 10 克。

　　【功效】健脾利濕，益氣化水，升清降濁。

　　【適應症】脾虛濕盛型糖尿病。

　　【用藥方法】水煎服，日 1 劑，分 2 次服，4 劑為 1 療程。

　　【臨床療效】56 例患者，經 1 週至 2 個月的治療，痊癒（臨床症狀消失，尿糖、血糖檢查連續 3 次陰性，隨訪 1 年無復發）5 例；有效（臨床症狀明顯減輕，尿糖正常，偶有血糖偏高）45 例；無效（臨床症狀、體徵、尿糖、血糖無明顯變化）6 例。總有效率為 92.5%。

　　【經驗體會】中醫對糖尿病的認識很早，在《內經》稱「消癉」。根據發病機理和臨床表現的不同，而有「消渴」、「膈消」、「肺消」、「消中」等不同名稱。其病因方面，認為過食肥甘，飲食不節，情志失調，房勞傷腎，五臟柔弱，脾虛內濕等因素與消渴的發生有密切關係。陰津虧損，燥熱內生是消渴病發生的基本病理。在臨床中，脾虛生濕，濕濁不化影響肺腎，使水濕無法化氣，而致溲多；津液不能上潤於肺，

故見口渴；脾虛生濕，日久化熱，濕熱交阻於胃，而致多食；脾濕，濕盛而見大便不爽。方中黃芪、茯苓以益氣健脾；白朮、山藥健脾燥濕；葛根升清以生津止渴；澤瀉、佩蘭運脾化濕；知母可使濕去熱除。全方配伍共達健脾利濕，益氣化水，升清降濁之功。濕邪去，口渴、多飲、多尿之徵可迎刃而解。

【資料來源】邱鳳娥等。〈健脾利濕法治療糖尿病 56 例〉。《吉林中醫藥》，1999，⑵：14。

18. 健脾活血方

【藥物組成】黃芪 30 克，黨參 15 克，蒼朮 12 克，玄參 15 克，三七參 6 克（研末沖），丹參 15 克，水蛭粉 3 克（沖）。

【功效】益氣健脾，活血化瘀。

【適應症】脾虛夾瘀型糖尿病。

【用藥方法】上方每日 1 劑，水煎分 2 次口服。2 週為 1 療程，連續治療 2 個療程。

【臨床療效】治療 45 例，顯效（治療後症狀消失，空腹血糖小於 7.2 mmol/L 或在原來基礎上下降 30% 以上）30 例；有效（治療後症狀基本消失或明顯減輕，空腹血糖在 7.2 ～ 8.3 mmol/L 或在原來基礎上下降 10 ～ 29%）12 例；無效（症狀無明顯變化，空腹血糖無變化或者升高，或者在原基礎上下降低於 10%）3 例。

【經驗體會】II 型糖尿病是臨床上中老年人的常見病、多發病，傳統多以陰虛燥熱立論，但筆者從多年的診療體會認為，脾虛血瘀是形成本病的主要病理基礎。人至老年，臟腑功能減退，過食肥甘，醇酒厚味，損傷脾胃。脾虛則運化失職，津液不能上輸於肺而滋養五臟，故見口乾口渴欲飲；脾虛散精無權，四肢得不到水穀精微濡潤滋養而

見肌肉萎縮消瘦，倦怠乏力；脾虛津虧，致血液粘度增加，加之氣虛帥血無力，而致血瘀；脾虛水濕失運，痰濕內生，症見頭暈，胸悶，心悸，面色㿠白，舌質淡體胖，脈滑。現代醫學研究揭示，II型糖尿病患者多形體肥胖、脂質代謝紊亂、血糖增高和脂蛋白異常導致血液呈高凝狀態，這與中醫學脾虛濕盛，瘀血內阻理論相吻合。

　　根據本病脾虛瘀血的病理特點，治療時應以健脾益氣固本為主，佐以活血化瘀通絡以祛其標。健脾活血方以黃芪、人參味甘補脾益氣，生津止渴為君，唯正氣充足，方能生布津液，潤養五腑；山藥益脾陰、固腎精，補脾之力尤著；蒼朮辛苦溫，燥濕健脾，有「斂脾精不禁，治小便漏濁不止」之功；玄參滋陰降火，清燥除煩，與蒼朮相伍，既制其辛燥，又健脾滋陰；丹參、川芎、三七、水蛭，活血化瘀，通絡除滯。全方「標」、「本」同治，「補」、「通」兼施，用於II型糖尿病的治療，臨床觀察具有顯著的降低血糖作用，還能降低血液粘稠度，降低血脂，從而有效地阻斷了該病的病理過程，因而取得了良好的臨床療效。

　　【資料來源】楊友軍等。〈健脾活血法治療糖尿病 45 例〉。《中醫研究》，1999，(2)：25。

19.補益脾陰湯

　　【藥物組成】太子參、淮山藥、生地各 15 克，葛根、麥冬、白朮、桑椹子、桑白皮各 10 克，參三七 5 克。

　　【功效】補益脾陰。

　　【適應症】脾虛型II型糖尿病。

　　【用藥方法】每日 1 劑，水煎分 2 次服。

　　【臨床療效】治療II型糖尿病 116 例，其中顯效（症狀基本消失，

FBG ＜ 7.2 mmol/L，PBG ＜ 8.3 mmol/L）55 例；有效（症狀明顯改善，FBG ＜ 8.3 mmol/L，PBG ＜ 10.0 mmol/L）43 例；無效（症狀無明顯改善，血糖檢測未達到上述標準）18 例。總有效率為 84.5%。

【經驗體會】胰腺是一個具有內外分泌功能的臟器，其外分泌主要分泌胰液和多種消化酶，內分泌主要分泌胰島素。II 型糖尿病主要病理機制是胰島素分泌相對不足，或者存在胰島素受體和受體後缺陷。

根據中醫陽主外、陰主內之說，胰腺外分泌功能障礙與脾陽有關，內分泌功能障礙似與脾陰有關。脾陰不足，求助於食，則消穀善饑；脾陰虛餒，津不上承，下趨膀胱，則口渴多飲、尿多而甜。中醫認為，年過四十陰氣自半，故本病多發於中老年人，筆者臨床治療糖尿病，多採用補益脾陰法，藥用太子參、麥冬、淮山藥、桑椹子、生地補益脾陰；白朮、葛根升清降濁、敷布精微；三七活血化瘀、補虛生津。現代藥理研究證明，三七有降低血糖、改善微循環的作用，對於防治兼有微血管開發症之糖尿病尤為適宜。諸藥合用，可使胰腺功能得以恢復，糖尿病漸趨痊癒。

【資料來源】吳連恩等。〈補益脾陰法治療 II 型糖尿病 116 例〉。《湖北中醫雜誌》，2001，(6)：17。

20.健脾化瘀方

【藥物組成】黃芪 50 克，山藥 20 克，茯苓 20 克，白朮 15 克，蒼朮 5 克，葛根 10 克，丹參 15 克，西洋參 10 克，砂仁 10 克，雞內金 10 克，玄參 10 克，澤蘭 5 克，花粉 15 克。

【加減變化】合併胸悶，心悸，心前區時有疼痛可加瓜蔞 15 克，薤白 10 克，半夏 10 克，川芎 10 克；合併雙手、雙足疼痛麻木加木瓜 10 克，桃仁 10 克，天麻 10 克，白芍 10 克，甘草 10 克。

【功效】益氣健脾，化瘀通絡。

【適應症】脾虛兼瘀血型糖尿病。

【用藥方法】上述藥物水煎取汁 300 mL，日 1 劑，分 2 次口服，1 個月為 1 療程，一般均用 2 個療程。

【臨床療效】治療 125 例，其中顯效（空腹血糖＜ 7.0 mmol/L，餐後 2 h 血糖＜ 8.3 mmol/L 或空腹血糖較前下降 30% 以上，中醫症狀 90% 以上均改善）35 例，占 28%；有效（空腹血糖＜ 8.3 mmol/L，餐後 2 h 血糖＜ 10 mmol/L 或血糖較前下降 10% 以上，中醫症狀 70% 以上均改善）68 例，占 54.4%；無效（血糖較前下降不明顯，未達到上述標準，中醫症狀改善＜ 30%，即上述症狀改善不明顯）22 例，占 17.6%。總有效率為 82.4%。

【經驗體會】糖尿病為常見病、多發病，中醫稱之為「消渴」，常見的病因多為飲食不節，病機為長期過食肥甘厚味、酗酒，使脾胃受傷，運化失職，積熱內蘊，化燥傷津，發為消渴。由於消渴日久脾虛益甚，氣不足致血液運行不暢，瘀血阻絡。治療宜健脾益氣、化瘀通絡，方中黃芪、山藥、茯苓、白朮、蒼朮、砂仁、雞內金等健脾和胃益氣；佐花粉、玄參養陰；葛根、丹參、澤蘭化瘀通絡，諸藥共奏健脾益氣、化瘀通絡之功，使脾氣得補，瘀化滯活，脈絡自和，同時還時時顧護陰液，使化瘀不耗氣，益氣不留邪，陰陽平衡，邪去正復。消渴病人應注意飲食，故在治療過程中應囑患者注意飲食的調整。飲食宜清淡、低脂，主食 1 日在 300 克左右，多食青菜，情緒保持穩定，避免過冷。

【資料來源】楊麗華等。〈健脾化瘀治療糖尿病 125 例臨床觀察〉。《長春中醫學院學報》，2002,（3）: 19。

21.化濕降糖飲

【藥物組成】山藥、生薏苡仁各 30 克，茯苓、白扁豆各 15 克，半夏、陳皮、蒼朮、白朮、川厚樸各 10 克。

【加減變化】若頭暈、血壓高者加天麻、鉤藤各 10 克；高血脂者加丹參 30 克，大黃 10 克；痰多者加瓜蔞 30 克，蘇子 10 克；濕熱互結者加黃連、黃芩各 10 克。

【功效】化濕祛濁、健脾助運。

【適應症】脾虛濕困型 II 型糖尿病。

【用藥方法】每日 1 劑，水煎兩次分服，30 天為 1 療程，一般需 1～2 個療程。

【臨床療效】治療 26 例，其中顯效（空腹血糖＜ 7.2 mmol/L，餐後 2 h 血糖值 8.3 mmol/L，疲倦困頓感消失者）12 例；好轉（空腹血糖＜ 8.3 mmol/L，餐後 2 h 血糖＜ 10.0 mmol/L，疲倦困頓感減輕者）10 例；無效（血糖下降未達上述標準，症狀無明顯改善者）4 例。總有效率為 84.6%。

【經驗體會】II 型糖尿病，以往多按消渴病從陰虛三消論治。然臨床常見有濕盛而無陰虛三消之症者，就不必拘泥於養陰降糖之法。按中醫理論「肥人多濕」，濕濁困脾，脾失健運是此類病的病機。故用化濕祛濁，健脾助運之法治療此類患者可取得較好的療效。筆者自擬方化濕降糖飲中，蒼朮燥濕，白朮、山藥、生薏苡仁、白扁豆、茯苓、半夏、陳皮健脾化濕，厚樸燥濕行氣，全方共奏化濕祛濁、健脾助運之效。

【資料來源】陳建生。〈化濕降糖飲治療 II 型糖尿病〉。《湖北中醫雜誌》，2002，(1)：30。

第五章　辨證分型類方藥(五)

腎虛型

1. 滋腎降糖湯

【藥物組成】生地、茯苓各 15 克，淮山藥、花粉各 30 克，枸杞子 20 克，玄參、丹皮、澤瀉、知母、牛膝各 10 克。

【加減變化】氣虛加黃芪、太子參各 15 克，白朮 10 克；苔膩挾濕者加蒼朮 15 克；胃熱肺燥加石膏 30 克，麥冬 10 克。

【功效】滋補腎陰，生津止渴。

【適應症】腎陰不足型糖尿病。

【用藥方法】每日 1 劑，水煎服。

【臨床療效】20 例患者住院天數最短 7 天,最長 234 天,平均47 天。結果臨床治癒（症狀消失，空腹血糖＜ 140 mg%，尿糖陰性）6 例；好轉（症狀減輕或消失，空腹血糖下降，但＞ 140 mg%，尿糖陰性）13 例；無任何改善 1 例。

【經驗體會】《醫學新悟‧三消篇》說：「三消之治，不必專執本經，而滋其化源，則病易瘥矣。」根據消渴證陰虧陽亢、津涸熱淫之病機，從滋腎著手，立「滋腎降糖湯」為基本方，方中生地、山藥、枸杞子、茯苓、丹皮、澤瀉實為六味地黃丸化裁，為補腎陰之主要方劑；知母、玄參增強滋陰降火之功；花粉生津止渴；牛膝壯腰健腎，引藥下行，全方共奏滋補腎陰，生津止渴之效。根據現代藥理研究，地黃、

山藥、茯苓、澤瀉、知母、玄參、麥冬、枸杞子、花粉、黃芪、蒼白朮等均有不同程度降血糖或降尿糖作用，其中山藥配黃芪，一氣一陰，一脾一腎，取其益氣生津、健脾補腎，防止飲食精微漏泄；山藥伍枸杞子，協同作用，山藥能養脾陰固攝精微，枸杞子能固腎且益精，不使水穀精微下注，也能降尿糖，但此二藥用量宜偏大；蒼朮配玄參，前者能斂脾精、燥脾濕，伍玄參以制蒼朮之燥，常用於苔膩挾濕之人。

【資料來源】曹恩澤。〈滋腎降糖湯治療糖尿病 20 例臨床報告〉。《安徽中醫學院學報》，1986，⑵：31。

2. 滋腎蓉精丸

【藥物組成】黃精 20 克，肉蓯蓉、製首烏、金櫻子、淮山各 15 克，赤芍、山楂、五味子、佛手片各 10 克。

【功效】滋腎固本，補益肝腎，活血通絡。

【適應症】腎虛型糖尿病。

【用藥方法】上藥共焙乾研極細末，水泛為丸，山楂粉炭末，包衣，打光乾燥。每服 6 克，每天 3 次，30 天為 1 療程。平均服藥時間為 4.5 天。

【臨床療效】治療 64 例，近期治癒（空腹血糖 ≦ 110 毫克／100 毫升，24 h 尿糖定量 ≦ 0.2 克或尿糖定性陰性，臨床症狀消失，無酮症或酸中毒等急性併發症）19 例；顯效（空腹血糖 ≦ 150 毫克／100 毫升，24 h 尿糖定量 ≦ 5 克或尿糖定性多次陰性，臨床症狀明顯好轉，控制現有併發症發展）9 例；有效（空腹血糖較治療前降低20%，24 h 尿糖定量減少 50% 或尿糖定性控制較好，臨床症狀改善）28 例；無效（治療 1 ～ 2 個療程未見效果者）8 例。總有效率為 87.50%。

【經驗體會】本方以主藥黃精、肉蓯蓉命名，故為「滋腎蓉精丸」。

方中黃精、肉蓯蓉相配伍，滋腎陰，溫腎陽，滋而不膩，溫而不燥，陰陽雙調以滋腎固精；製首烏配金櫻子，滋腎養肝，固本澀精，淮山益脾斂精，赤芍、山楂活血通絡，五味子益氣生津，補腎固澀，佛手片行氣疏肝，利於納化。諸藥共奏滋腎固本，補益肝腎，活血通絡，標本同治之功。

本病無論胰島素依賴型，抑或非依賴型，多屬腎虛為本，胃熱為標之象，應執簡馭繁，抓住要領，從本圖治。實驗研究證實本方對造型動物和正常動物均有明顯降糖作用，主要以增加肝糖元含量來調節血糖，不同於優降糖等磺胺類口服降糖藥，通過促進胰島 β 細胞分泌胰島素及胰島外的一些途徑降低血糖，亦不同於雙胍類降糖藥通過抑制腸壁細胞對葡萄糖的攝取或增進細胞對葡萄糖的利用達到降糖的途徑。滋腎蓉精丸且有增強免疫功能，降低血清膽固醇、甘油三脂的效果，無毒副作用。

【資料來源】吳仕九等。〈滋腎蓉精丸治療腎虛型糖尿病〉。《湖南中醫雜誌》，1987，(6)：8。

3.加味六味地黃湯

【藥物組成】熟地 60 克，山茱萸、山藥各 30 克，澤瀉、丹皮、茯苓各 15 克，花粉 40 克，石斛 16 克，砂仁 10 克。

【加減變化】口渴症狀明顯者加蘆根 15 克；饑餓症狀突出者加西洋參 6 克，玄參 12 克；多尿症狀為甚者加五味子 15 克，生地 30 克。

【功效】滋補腎陰，清熱生津。

【適應症】腎陰虧虛型糖尿病。

【用藥方法】水煎服，每日 1 劑，1 個月為 1 療程。

【臨床療效】治療非胰島素依賴性糖尿病 65 例，顯效（臨床症狀

消失，體重恢復正常，空腹血糖低於 7.7 mmol/L，尿糖餐前定性"－"，24 h 尿糖定量＜ 5 克）30 例；有效（臨床症狀明顯減輕，血糖、尿糖降低）28 例；無效（症狀雖有改善，但血糖、尿糖無改善）7 例。總有效率為 89.2%。

【經驗體會】筆者認為，糖尿病的病機是陰虛燥熱，病位在腎、肺、胃，以腎為主。由於腎為水臟，內藏真陰，為臟腑陰液之根本，腎陰虧虛必然影響肺胃之陰不足，而肺燥胃熱，津液虧耗，久必傷腎。治療消渴當以補腎陰為正治之法，應以補腎陰治其本，清肺胃之熱治其標。

治療糖尿病，亦有人用六味地黃湯治療，然其主藥熟地量不超過30 克，筆者曾仿治之，其效甚微，鑑於該病之病機是陰虛，筆者與家父用 60 克熟地及一派大劑量滋陰藥，且煎湯量每劑不低於 600 ～ 800毫升，令患者以藥代茶頻頻服之，既治陰虛之本，又治煩渴之標，方中熟地、山茱萸、山藥滋陰益精治其本；丹皮、茯苓、澤瀉瀉三陰之虛火治其標；佐砂仁以減大劑量熟地之滋膩；石斛入肺胃腎經，養陰清熱生津，又益腎滋陰。《丹溪心法》認為：「天花粉，消渴神藥也」，故加入 40 克清熱生津潤肺，全方共奏滋補腎陰、清熱生津之效，對糖尿病有較好療效。

【資料來源】鍾磊等.〈六味地黃丸加味治療非胰島素依賴性糖尿病 65 例〉.《湖北中醫雜誌》, 1992, (2): 21。

4.加味一貫煎

【藥物組成】北沙參、麥冬、當歸身、生地黃、枸杞子、川楝子、玄參、山藥。

【加減變化】以煩渴多飲為主，口乾咽燥，屬肺熱津傷者，加花

粉、黃芩、川貝；以多食易饑為主，屬胃熱熾盛者，加黃連、石膏、知母；以尿頻量多、混濁如脂膏為主，屬腎陰虛，下元不固者，加桑螵蛸、益智仁、五味子；伴困倦乏力氣短者，加黨參、黃芪；舌質暗或有瘀斑者，加丹參、桃仁、紅花。

【功效】潤肺益脾、滋養肝腎。

【適應症】肝腎陰虛、血燥氣鬱型糖尿病。

【用藥方法】每日 1 劑，水煎分兩次溫服。

【臨床療效】治療 24 例，其中治癒（臨床症狀消失，查尿糖陰性，血糖在正常範圍之內，隨訪 2 年無復發者）13 例；顯效（臨床症狀消失，查尿糖陰性，血糖在正常範圍之內，半年以上無復發者）6 例；好轉（臨床症狀基本消失，但每因飲食不當，精神刺激或勞累後有復發，經以上治療再好轉者）4 例；無效（經服藥後臨床症狀及化驗檢查均無明顯變化者）1 例。總有效率為 95.83%。服藥最多者 90 劑，最少者 24 劑。

【經驗體會】糖尿病屬中醫消渴範疇，臨床以多飲、多食、多尿、身體消瘦或尿濁為特徵。飲食不節，情志失調，勞慾過度為其主要病因，陰虛燥熱為其主要病機。陰虛為本，燥熱為標，兩者往往互為因果，燥熱甚則陰愈虛，陰愈虛則燥熱愈甚，病變的臟腑著重於肺、胃、腎，而以腎為關鍵。本病雖有上、中、下三消之分，肺燥、胃熱、腎虛之別，但三者又互相影響，三多症狀往往同時存在，僅表現程度上的不同，但總的病機為陰虛燥熱。在治療上無論上、中、下三消均應立足於滋腎養陰。一貫煎雖為滋陰疏肝而設，但腎陰旺盛則上滋肺陰；腎陰不足，可引起肺陰不足，腎陰虛不能上滋肝木，致肝陰亦虛。方中以生地、枸杞滋陰養血以補肝腎；沙參、麥冬入肺胃經，滋陰潤燥，生津止渴；由於陰虛燥熱常能引起血瘀，故用當歸養血活血，少量川楝子調肝木順其條達之性，使滋而不膩，兼能清熱除煩；玄參、山藥

入肺、脾胃、腎經，一為清熱養陰，一為補氣養陰而止渴。綜觀全方，有潤肺益脾、滋養肝腎之功。本方滋而不膩、補而不滯，並根據上、中、下三消隨症加減，調節臟腑功能，從而達到治癒糖尿病之目的。

【資料來源】馬希英。〈一貫煎加味治療糖尿病 24 例〉。《山東中醫雜誌》，1994，(1)：26。

5. 益本活血湯

【藥物組成】黃芪 30 克，山藥 30 克，蒼朮 15 克，黃精 15 克，山茱萸 15 克，枸杞 15 克，玄參 15 克，菟絲子 15 克，丹參 30 克，當歸 15 克，葛根 30 克，澤蘭 15 克。

【加減變化】燥熱偏盛者加黃連 9 克，石膏 30 克；偏於陰虛者加生地 15 克，麥冬 15 克，地骨皮 15 克；偏於陽虛者加淫羊藿 15 克，肉桂 6 克；胸悶者加川芎 15 克，瓜蔞 15 克；目糊者加石斛 30 克，穀精草 15 克；眩暈者加天麻 10 克，鉤藤 15 克；肢痛者加全蠍 10 克，水蛭 10 克；尿痛者加石葦 15 克，萹蓄 10 克；癰疽者加蒲公英 30 克，金銀花 30 克。

【功效】健脾補腎，活血化瘀。

【適應症】老年脾腎虧虛型糖尿病。

【用藥方法】水煎服，每日 1 劑，30 日為 1 療程。

【臨床療效】30 例患者經用益本活血湯治療後，其臨床主要症狀大多消失或明顯好轉，各種合併症的症狀與體徵亦顯著改善。其中，顯效 11 例，有效 15 例，無效 4 例，總有效率 86.7%。

【經驗體會】脾腎虧虛是人體衰老的主要原因及機制，脾虛則運化升清失職、散精無權，使水穀精微不得上輸而布達周身；腎虛則固封蒸化不及、開合失司致精津下泄，從而導致飲水不能化津液，食穀

不能養肌膚。因而，多飲以求濡潤，多食以求充養。然病之根由未除，故雖頻飲而不能止其渴，數食而不能解其饑，遂成口渴多飲、多食善饑、溲頻而甘、疲乏消瘦等症。可見，脾腎虧虛為老年糖尿病發病之關鍵，並在整個過程中處於主導地位，故為病之本。糖尿病人的高血脂、高血粘狀態與中醫瘀血的病理特徵基本一致，這種瘀血狀態是導致各種慢性合併症的重要成因。老年糖尿病患者年齡大、病程長，其各種合併症的出現率明顯高於非老年患者，且老年人本就臟腑虛衰，氣虛血弱，加之脾腎虧虛、氣陰虧乏，則更易形成瘀血，故老年糖尿病的瘀血要比非老年患者為著。因此，本病治療應遵健脾補腎治其本，活血化瘀治其標的標本兼治原則。方中黃芪、山藥、蒼朮、黃精四味主收健脾益氣，養陰生津之效；山茱萸、枸杞子、菟絲子、玄參功專補腎，益真氣，填腎精，使腎之精氣氣化有權，固攝有司；丹參、當歸、葛根、澤蘭養血活血，行瘀暢脈，消濁升津。諸藥配合，脾腎互濟，氣陰雙補，變調陰陽，活血通脈，相得益彰，標本同治，恰切病機。現代藥理研究證實，以上諸藥均有不同程度的降血糖作用，部分藥物還有降脂、降壓、改善血液流變學及微循環、抑制血小板聚集等功效。

【資料來源】徐雲生等。〈益本活血湯治療老年糖尿病30例〉。《山東中醫雜誌》，1994，⑴: 25。

6.葛粉六味湯

【藥物組成】葛根25克，天花粉20克，生地20克，澤瀉9克，山藥20克，雲苓12克，山萸肉10克，牡丹皮10克。

【功效】滋陰補腎，清熱生津。

【適應症】腎陰虛型糖尿病。

【用藥方法】水煎服，每日 1 劑，30 日為 1 療程，忌辛辣菸酒之物。

【臨床療效】30 例，顯效（服藥 2 個療程空腹血糖穩定＜ 6.5 mmol/L，尿糖定性陰性，臨床症狀消失）20 例；有效（服藥 2 個療程空腹血糖降至 7.5 mmol/L，臨床症狀基本消失或減輕者）7 例；無效（服藥 2 個療程空腹血糖尿糖雖有降低但不穩定，症狀沒有明顯改變或服藥不足 2 個療程而終止治療者）3 例。

【經驗體會】葛粉六味湯即六味地黃湯加葛根、花粉組成，六味地黃湯是滋補肝腎之陰並治之名方，故藥物不再闡述；葛根、花粉清熱生津止渴，據現代藥理研究具有明顯降血糖尿糖作用，筆者通過病例觀察，該方用於腎陰虧損，熱灼症型具有一定近期療效。腎陰虧損並熱灼症型多發於中老年人，其主要用藥指徵為口苦、多飲，舌質紅或暗紅，脈細數或沉細，常伴腰膝酸軟等。但在臨床中必須詳細辨證論治，根據症型投方選藥方能奏效。

【資料來源】馬力行等。〈葛粉六味湯治療腎陰虛型糖尿病 30 例〉。《時珍國藥研究》，1994，(2)：10。

7. 滋腎降糖方

【藥物組成】生熟地、山萸肉、枸杞子、山藥、元參、北沙參、生石膏、天花粉、麥冬、川連、石斛、人參或黨參、黃芪、五味子。

【加減變化】若氣虛血瘀者合補陽還五湯；若偏氣滯者合血府逐瘀湯；若癰疽者合五味消毒飲；白內障、雀目、耳聾合明目地黃丸，或杞菊地黃丸；勞嗽合百合固金湯；泄瀉虛寒合理中湯；氣虛合補中益氣丸；水腫合濟生腎氣丸；若肝炎轉氨酶高者合茵陳、蒲公英、土茯苓；黃疸加茵陳、黃芩；肝脾腫大加合歡皮、白蒺藜。

【功效】滋腎養陰，清胃生津。

【適應症】腎陰不足型糖尿病。

【用藥方法】日 1 劑，水煎分 2 次溫服，1 個月為 1 療程。

【臨床療效】49 例經 1 ～ 3 個療程治療，顯效（空腹血糖降至正常或下降 (2.7 ～ 4.47 mmol/L)，空腹尿糖定性轉陰）31 例，占 63.2%；有效 14 例，占 28.5%；無效 4 例，占 8.1%。總有效率為 91.7%。屬非胰島素依賴型 (NIDDM) 44 例，獲顯效 31 例，有效 12 例，無效 1 例；屬胰島素依賴型 (IDDM) 5 例，獲有效 2 例，無效 3 例。49 例在治療前尿糖均為陽性，治療後尿糖陰性者 32 例，加號減少兩個的 11 例。治療後，病者原有的口乾口渴多飲、多食、多尿、疲乏、無力、形體日漸消瘦、舌紅乾燥等症狀都顯著改善。49 例中症狀消失 29 例，症狀明顯減輕 16 例，無改善 4 例，有效率達 91.8%，三多症狀有效率 89.7%，其他症狀改善亦很明顯。

【經驗體會】綜觀各家對糖尿病的研究各有不同見解，治法亦各有不同，筆者根據臨床實踐，認為腎陰不足乃是糖尿病較為重要的病理基礎，關係到糖尿病的發生和發展，糖尿病的病因是多種的，這些多種病因皆可直接或間接的影響腎臟，使腎陰不足而對機體有關臟腑，組織器官不能正常起著滋養濡潤作用，從而導致糖尿病諸多症狀的發生，若腎陰不足，而影響腎藏精，加之精氣的丟失，滋養五臟之源減少，易造成肺、胃津虧，心陰暗耗，陰虛則無力以制陽，陽氣燥動而生內熱，故有口渴多飲，多食，多尿，而疲乏無力，腰膝酸軟，形體肥胖漸見消瘦，舌紅乾燥而少津，由此可見，腎陰不足在糖尿病發生和發展中具有重要作用，所以治療本病應以滋腎養陰為主而治其本，兼顧清胃生津、清心結合補氣治其標。

滋腎降糖方方中生熟地、山萸肉、元參、枸杞子、山藥以滋補腎陰為本，又並用生石膏、川連、北沙參、石斛、麥冬、天花粉清肺胃

熱而生津，川連、麥冬又能清心養陰；方中參、芪用於補氣，用五味子封固腎關，使水液不急於下趨，諸藥合用，相互配合，共同協作達到滋腎養陰，清熱益氣的目的。

【資料來源】蔡春華．〈滋腎降糖方治療糖尿病 49 例臨床觀察〉．《黑龍江中醫藥》，1994，(4)：18。

8.加味金匱腎氣丸

【藥物組成】烏附片 9 克，肉桂 5 克，生地、棗皮、丹參各 15 克，山藥、生龍骨各 30 克，丹皮 10 克，黃芪 20 克，茯苓、澤瀉、五倍子各 12 克。

【加減變化】若燥熱口乾甚、消穀善饑者，加天花粉 30 克，生石膏粉 50 克，烏附片減至 5 克，肉桂減至 3 克；若畏寒神疲甚、小便清長者，加桑螵蛸 15 克，巴戟天 15 克，烏附片增至 15 克，肉桂增至 10 克；合併高血壓者，加葛根 20 克，茺蔚子 15 克，槐米 10 克，並在耳穴心穴用冰片按壓，雙耳交替治療，3 日更換 1 次；合併冠心病者，加生牡蠣 30 克，赤芍 20 克，全瓜蔞 13 克，伴發心絞痛者，加用含服速效救心丸；合併視網膜病變者，加菟絲子或枸杞子 15 克，青葙子 12 克，水蛭 9 克；合併周圍神經炎病變者，加絲瓜絡、雞血藤、忍冬藤各 15 克，威靈仙 30 克。

【功效】益腎氣溫腎陽，滋腎陰濟腎水。

【適應症】腎氣虛 II 型糖尿病，症見頭暈心悸、神疲乏力、少氣懶言、自汗盜汗、腰膝酸軟，或口乾引飲，或消穀善饑，或小便頻數，或面色萎黃、形體消瘦、五心煩熱，或面色㿠白、形體肥胖、口粘不欲飲，舌質暗紅或有瘀點瘀斑，或舌淡胖，苔薄黃或薄白乾，脈細數或細弱。

【用藥方法】水煎兩次取 500 mL 藥汁，分早、晚兩次空腹服下，每次各半，每日 1 劑，30 日為 1 療程，連服 2 ～ 3 個療程。治療期間，不服用任何西藥降糖，少數患者血糖較高，長期依賴降糖藥者，在半月內逐漸減少原降糖藥用量，直至停用。

【臨床療效】38 例患者經治療，其中臨床治癒（空腹血糖＜6.1 mmol/L，餐後 2 h 血糖≦ 8.3 mmol/L，尿糖陰性，糖尿病症狀消失)8 例；顯效(空腹血糖＜7.22 mmol/L，餐後 2 h 血糖≦10.08 mmol/L，尿糖陰性或"＋"，臨床症狀明顯減輕) 16 例；有效（空腹血糖＜8.3 mmol/L，餐後 2 h 血糖＜11.1 mmol/L，尿糖"＋"～"＋＋"，臨床症狀有所減輕) 12 例；無效（各項指標達不到上述要求標準) 2 例。

【經驗體會】II 型糖尿病是一慢性代謝異常疾病，初起主症常為多飲、多食、多尿，其病機當責之為腎氣（陽）虛弱、氣化無力、津液失攝，腎陰不足、相火上騰、消灼津液與穀物。隨著病情的遷延，津液代謝更加紊亂，濁中之清（尿糖）不斷外泄，清中之濁（血糖）停積脈道，阻滯血行，其病理特點為部分患者「三多」症狀反而不顯，常伴見頭暈乏力、四肢疲軟、心悸氣短、自汗盜汗等陰陽兩虛證，同時因瘀血阻絡，常出現舌質紫暗，舌體瘀斑瘀點，視網膜微血管瘤形成，頭胸疼痛，肢體麻木疼痛等併發症。

金匱腎氣丸為仲景所創，曾用於治療腎陽不足、氣化不利的「男子消渴」。若以藥測證，該方可用於陰陽兩虛證，由於腎陰腎陽均是以腎中精氣為其物質基礎，腎的陰虛或陽虛，均是腎中精氣不足的表現，故氣陰兩虛與陰陽兩虛，只是病理失調的輕重程度之別。依據上述病理特點，筆者應用金匱腎氣丸溫腎陽益腎氣、滋腎陰濟腎水以顧其本，並隨腎精氣陰陽虛損的程度增減烏附片、肉桂劑量，加黃芪增強益氣之力；加入五倍子、生龍骨收澀斂精以控制尿糖，加丹參活血暢脈以消除瘀滯。藥證合拍，收效滿意。

【資料來源】黃河清等.〈金匱腎氣丸加味治療腎氣虛II型糖尿病 38 例臨床觀察〉。《湖北中醫雜誌》, 1995,（1）: 19。

9.滋水清肝飲

【藥物組成】熟地 30 克，山藥 30 克，山茱萸 10 克，枸杞 10 克，柴胡 6 克，白芍 12 克，山梔 6 克，花粉 15 克，葛根 15 克，酸棗仁10 克，麥冬 10 克，丹皮 10 克。

【加減變化】腎陰虛損較甚，相火妄動，加黃柏10 克，知母10 克，氣虛明顯加黃芪10 克，白參10 克；伴肢體麻木，疼痛，加豨薟草10 克，牛膝10 克，雞血藤30 克；伴皮膚瘙癢加苦參10 克，白蘚皮10 克；伴視物模糊加白菊花10 克，沙苑蒺藜15 克；伴高脂血症者加山楂10 克，草決明10 克；伴胸悶，胸痛者加薤白10 克，枳實10 克，丹參15 克。

【功效】滋水清肝，生津潤燥。

【適應症】腎陰不足、肝經鬱熱型糖尿病。

【用藥方法】每日 1 劑，加水 600 mL，分 2 次熬取濃汁 300 mL，上、下午各服 1 次。1 個月為 1 療程，一般觀察 2 個療程。根據病情與體重確定患者的飲食。主食一般每日 300 克左右，副食瘦肉 50～100克，雞蛋 1～2 個，豆製品，蔬菜適量。

【臨床療效】38 例患者經過 2 個療程治療，其中顯效（治療後症狀基本消失，空腹血糖降至＜ 7.28 mmol/L，尿糖"－"）16 例；有效（治療後症狀明顯改善，空腹血糖降至＜ 8.4 mmol/L，尿糖下降（＋～＋＋））20 例；無效（經過 2 個月以上治療，臨床症狀無明顯改善，血糖、尿糖下降未達有效標準者）2 例。總有效率為94.7%。治療後患者的臨床症狀均有不同程度的改善，尤以多飲、多食、多尿、肢體疼痛、乏力、皮膚瘙癢改善明顯。治療後空腹血糖均值為 8.70 ± 4.69 mmol/L，

與治療前的 15.52 ± 5.68 mmol/L 比較，P ＜ 0.001，說明本方有顯著的降低血糖作用。治療後尿糖也呈明顯的降低趨勢，治療後尿糖陰性19 例，微量 7 例，"＋" 4 例，"＋＋" 5 例，"＋＋＋" 3 例。

【經驗體會】糖尿病屬中醫「消渴」、「消癉」範疇，乃由飲食不節、積熱傷津，情志失調、鬱火傷陰，勞欲過度、腎精虧損諸因所致。其病機特點為陰虛熱淫，正如《臨證指南醫案·三消》所云：「三消一證，雖有上中下之分，其實不越陰虛陽亢，津涸熱淫而已。」腎主水，中老年人腎中精氣漸衰，加之上述諸因素耗損腎陰，腎水不足，虛火上炎，火灼肺陰，津液不能敷布，則口渴多飲而成上消；水虧火燼於胃，胃熱熾盛，則多食善饑而成中消；腎中精氣虛憊，氣化封藏失職，則多尿而成下消。因此上中下三消以腎為本，其治以腎為主，此乃筆者治療本病取法之依據。正如《景岳全書·三消乾渴》所言：「無論上中下，急宜治腎，必使陰氣漸充，精血漸復，則病自愈。若但知清火，則陰無以生，而日見消敗，益以困矣。」

滋腎清肝為治療消渴的重要方法。本組患者平均年齡 53 歲，年逾五旬，腎水漸虧，水不涵木，肝陽易亢，肝氣易鬱，肝火易升，患者往往多見煩躁易怒，頭暈目眩，口乾口苦，情志不舒，胸悶脅痛。加之此疾纏綿難愈，思想負擔沉重，肝氣愈加鬱結，鬱火消灼津液，勢必加重消渴。臨床治療以滋養腎之陰液固本，疏泄肝經鬱熱治標。

針對消渴病腎陰不足、肝經鬱熱這一病機特點，筆者選用滋水清肝飲作為基本方治療，方中熟地、山茱萸、山藥、枸杞、麥冬滋養腎陰，以治其本；柴胡、丹皮、山梔疏泄肝經鬱熱，以治其標；佐以葛根、花粉生津潤燥；白芍、酸棗仁酸甘化陰。

本方除藥證相符之外，還結合中藥藥理研究，選用了一些具有降低血糖的中藥。現代研究表明：山茱萸提取物對四氧嘧啶所造成糖尿病大鼠有明顯的降低血糖作用，山藥水煎劑可以降低小鼠的血糖，並

可對抗腎上腺素或葡萄糖引起的小鼠血糖升高，對小鼠糖尿病有預防和治療作用，地黃、枸杞、花粉、葛根、黃柏、知母等藥物均有降低血糖的作用。因糖尿病患者多有血脂增高，可致心腦血管病變，方中枸杞、柴胡、丹參、山楂、草決明、牛膝、雞血藤、黃芪等藥還有降血脂作用。

【資料來源】孟翠霞。〈滋水清肝飲加減治療糖尿病 38 例〉。《湖南中醫學院學報》，1995，(2)：18。

10.滋陰活血湯

【藥物組成】西洋參粉 6 克（沖服），當歸 10 克，白芍 10 克，生地 15 克，丹參 15 克。

【加減變化】陰虛燥熱甚者加花粉、沙參、梔子；胃熱甚者加石膏、知母；胸悶痛者加元胡、郁金、枳殼、川楝子；心悸者加棗仁、遠志、柏子仁、元肉；眩暈者加天麻、鉤藤、夏枯草；視物昏花加菊花、枸杞子、石決明；肥胖者或高脂血症者加澤瀉、山楂、草決明；雙下肢浮腫者加蒼朮、漢防已、牛膝；肢體麻木不遂者加地龍、全蠍、蜈蚣、雞血藤。

【功效】補益肝腎，活血化瘀。

【適應症】糖尿病腎虛夾瘀型，症見口乾渴喜飲，尿頻量多，神疲乏力，腰膝酸軟，舌質暗紅少津，脈沉細。

【用藥方法】上藥水煎分 2 次溫服，日 1 劑，1 個月為 1 療程，服藥期間控制飲食，並適當進行體育鍛煉和心理療法。

【臨床療效】治療老年糖尿病 84 例，其中顯效（治療後症狀消失，空腹血糖，餐後 2 h 血糖正常，尿糖 "－"）56 例，占 66.6%；好轉（治療後主要症狀改善，空腹血糖，餐後 2 h 血糖及尿糖檢查有改善）23 例，

占 27.4%；無效（經 3 個月治療，症狀及實驗室檢查無改變）5 例，占 6%。總有效率為 94%。

【經驗體會】中醫認為老年人體虛正氣不足，肝腎陰虧，氣虛則血運無力，必致瘀血阻絡，正如王清任所說「無氣即虛，必不能達於血管，血管無力，必停留而瘀」。故老年型糖尿病以氣虛肝腎陰虧，虛火內生，瘀血阻絡為主要病機，屬本虛標實之徵。治療當以益氣補肝腎活血之法，方中西洋參味苦微甘性寒能益氣養陰；當歸、白芍、生地，滋補肝腎，斂陰柔肝、消降虛火，且當歸能補血養肝又能行血，為血中之氣藥，丹參活血化瘀通絡，諸藥合用具有益氣扶正，補肝腎，活血通絡之功效。本方標本兼顧，使老年糖尿病患者正氣充盛，肝腎陰虧得以復，虛火得以清，血脈流通，臨床症狀得以改善，血糖也可得到控制。

【資料來源】趙刃等。〈益氣補肝腎活血法治療老年糖尿病 84 例〉。《黑龍江中醫藥》，1995，(6)：6。

11.複方蠶蛾飲

【藥物組成】原蠶蛾 10 克，熟附子 9 克，肉桂 6 克，生、熟地黃各 12 克，山藥 15 克，黃芪 30 克，山茱萸 10 克，枸杞子 12 克，麥冬 12 克，丹參 18 克。

【加減變化】陽虛濕盛，症見雙下肢浮腫者，加懷牛膝 12 克，澤瀉 12 克，車前子 15～30 克（包煎）；伴有胸悶、心悸、氣短者，加人參 9 克，酸棗仁 30 克，生龍骨 24 克，生牡蠣 24 克，郁金 9 克；肢體麻木者，加白芍 10 克，當歸 12 克，地龍 9 克。

【功效】溫陽益腎，補氣健脾，生津止渴。

【適應症】脾腎陽虛尤其是腎陽虛型糖尿病。

【用藥方法】水煎早晚 2 次分服，每日 1 劑。30 日為 1 療程，共 2 個療程。

【臨床療效】36 例病人，經 2 個療程的治療，顯效（治療後症狀基本消失，空腹血糖＜ 7.2 mmol/L，餐後 2 h 血糖＜ 8.3 mmol/L，24 h 尿糖定量＜ 10.0 克，或血糖、24 h 尿糖定量較治療前下降 30% 以上）14 例；有效（治療後症狀明顯改善，空腹血糖＜ 8.3 mmol/L，或餐後 2 h 血糖＜ 10.0 mmol/L，24 h 尿糖定量＜ 25.0 克，或血糖、24 h 尿糖定量較治療前下降 10% 以上）19 例；無效（治療後症狀無明顯改善，血糖、尿糖下降未達上述標準）3 例。總有效率為 91.67%。其中尚有 8 例病人服藥 1 個療程即收到顯著療效。

【經驗體會】本病主要是由於素體陰虛、飲食不節，復因情志失調、勞慾過度致陰虛燥熱而發。病久陰損及陽可見陰陽兩虛或陽虛為主的症狀。本組病例全部為 II 型糖尿病，發病年齡以中老年人為主。人過中年腎氣漸衰，陽氣日下；又因本病日久陰損及陽，所以 II 型糖尿病患者常表現陽氣虧虛之徵。方中以原蠶蛾為主藥，歷代本草記載本品補益腎陽，益精強神，可用於陽痿、遺精、消渴等症。雄蠶蛾須採用羽化後及時與雌蠶蛾分離者入藥，功效方強，故名原蠶蛾（若交配後的雄蠶蛾和老化的雄蠶蛾其有效成分減少，功效較弱），配以附子、肉桂增強其溫補腎陽之力；山茱萸、枸杞子、熟地黃有益腎固精、助腎封藏之功；生地黃、麥冬滋補腎陰，寓陰中求陽之意，又能生津止渴；黃芪、山藥健脾益氣固後天之本，以補先天之精微；因陽氣虧虛，陽虛則寒凝，易致瘀血，中老年糖尿病患者亦常見有瘀血之徵，故用一味丹參活血化瘀。

【資料來源】郭寶榮。〈複方蠶蛾飲治療陽虛型糖尿病 36 例〉。《山東中醫雜誌》，1996,⑽: 439。

12.溫腎化瘀湯

【藥物組成】仙靈脾 15 克，巴戟天 15 克，補骨脂 15 克，菟絲子 12 克，覆盆子、桑螵蛸各 10 克，生地、山藥、山萸肉各 20 克，枸杞子 15 克，五味子 12 克，桃仁 10 克，鬼箭羽 30 克，赤芍 15 克。

【加減變化】偏上消加北沙參 15 克，玉竹 10 克；偏中消加生石膏 50 克，知母 15 克；偏下消加肉蓯蓉 15 克，龍骨 20 克；血糖不降加生石膏 50 克，黃精 20 克；白內障加穀精草、木賊草各 10 克；高血壓者加夏枯草 20 克，牛膝 15 克，鉤藤 15 克；伴周圍神經炎加雞血藤 15 克，木瓜 12 克；伴冠心病加丹參 20 克，瓜蔞 30 克；尿中出現酮體加黃芩 15 克，黃連 10 克；腰痛甚加桑寄生 15 克，杜仲 10 克；神疲乏力加太子參 15 克，白朮 20 克；失眠，心悸者加柏子仁 15 克，炒棗仁 20 克。

【功效】補腎固攝，陰陽雙調。

【適應症】腎陽虛型II型糖尿病。

【用藥方法】水煎服，每日 1 劑，日服 3 次，1 個月為 1 療程。服藥期間，節飲食，遠肥甘，禁房事，忌惱怒，勞累及辛辣食物。

【臨床療效】50 例患者經 2～4 個療程治療，治癒（症狀消失，實驗室檢查多次正常）15 例，占 30%；好轉（主要症狀及有關實驗室檢查有改善）30 例，占 60%；無效（症狀及實驗室檢查無變化）5 例，占 10%。

【經驗體會】糖尿病屬中醫「消渴」範疇，以陰虛為多見，但是，陽虛者也不乏其例，尤其是腎陽不足，命門火衰，不能蒸騰水氣，從而引起上燥渴，下多尿諸症，故溫補腎陽也是常用治法之一，尤其是後期下消為主，小便量多，混濁如膏，形寒肢冷等陽虛之象較為常用。

當然，糖尿病熱證十居八九，陽虛者十居一二，並且多數以陰損及陽，單純陽虛更為少見。但是，此證多屬晚期之重症，常見於年老陽虛之輩，必須審慎論治，切不可以常法而投寒涼之味，否則陽盡陰竭，死期至矣。另外，陽氣虛弱，鼓動無力，亦可致瘀血內停，輔以活血化瘀之品為佐。方中仙靈脾、巴戟天、補骨脂溫腎補陽，壯助少火，蒸騰水氣；菟絲子、覆盆子、桑螵蛸溫腎固攝，澀精止遺；生地滋陰增液，益陰填精；山萸肉補肝腎，固澀精氣；山藥健脾補肺，兼以澀精；枸杞子滋腎潤肺而明目；五味子固精攝氣；桃仁、鬼箭羽、赤芍活血化瘀，血行津布，瘀化氣暢。諸藥相伍，相得益彰，共奏補腎固攝，陰陽雙調之功效。

【資料來源】姬雲海。〈溫腎化瘀湯治療II型糖尿病50例〉。《吉林中醫藥》，1997，(1)：9。

13. 真武湯

【藥物組成】附子9克，茯苓9克，白朮6克，白芍9克，生薑9克。

【功效】溫腎健脾。

【適應症】糖尿病脾腎陽虛者，症見消渴無明顯熱證，舌不紅，皆有舌淡有齒痕，苔滑。

【用藥方法】日1劑，水煎分2次溫服。

【臨床療效】治療糖尿病26例，其中顯效（症狀基本消失，空腹血糖＜7.2 mmol/L，餐後2 h血糖＜8.3 mmol/L）17例，占65.38%；有效（症狀明顯改善，空腹血糖＜8.3 mmol/L，餐後2 h血糖＜10.0 mmol/L）4例，占15.38%；無效（治療後症狀無明顯改善，血糖下降未達上述標準）5例，約占19.24%。

【經驗體會】張仲景《金匱要略》:「男子消渴，小便反多，以飲一斗，小便一斗，腎氣丸主之。」以藥測證，顯係腎陽虛衰，不能蒸騰津液，氣虛不能化氣攝水，溫腎健脾以化飲，消除致渴之源，真武湯適對其證。方用大辛大熱之附子溫腎助陽化氣；茯苓、白朮健脾滲濕，白芍斂陰和陽，生薑味辛性溫，既可協附子溫腎化氣，又能助苓朮健脾和中，共奏溫陽化氣之功。可謂不生津而津自回，不滋陰而陰自充。必須提出的是，疾病的發生發展是複雜的，臨床上有是證則投是藥，切不可以偏概全。

【資料來源】武海亭。〈真武湯治療糖尿病 26 例臨床觀察〉。《河北中醫藥學報》，1997,（2）: 19。

14.加味六味地黃丸

【藥物組成】山茱萸 10 克，山藥 15 克，生地黃、牡丹皮、澤瀉、茯苓各 12 克，葛根 15 克，荔枝核 30 克。

【加減變化】消穀善饑明顯加生石膏、玉竹；口渴多飲明顯加沙參、天花粉；氣短自汗加黃芪、太子參；小便清長加桑螵蛸、巴戟天、肉桂；尿混濁如脂膏，盜汗加知母、黃柏；頭暈頭脹加鉤藤、白芍藥、牛膝；胸悶心悸加丹參、石菖蒲、郁金；形體肥胖加佩蘭、荷葉；視物模糊加穀精草、青葙子；瘀血重者加桃仁、紅花、水蛭。

【功效】益腎氣溫腎陽，滋腎陰濟腎水。

【適應症】腎陰虛型非胰島素依賴型糖尿病。

【用藥方法】水煎服，日 1 劑，早晚 2 次分服。30 日為 1 療程。

【臨床療效】治療非胰島素依賴型糖尿病 62 例，結果臨床治癒（症狀消失，空腹血糖正常，尿糖陰性）17 例，占 27.42%；好轉（症狀減輕，空腹血糖下降，但仍高於正常）41 例，占 66.13%；無效（治療前

後無變化）4 例，占 6.45%。總有效率為 93.55%。

【經驗體會】中醫對本病的治療歷來採用三消辨證，而臨床症狀變化多端，病機十分複雜。II型糖尿病是一種慢性代謝異常性疾病，初起常為多飲多食多尿。其病機責之於腎，腎陽虛氣化無力，津液失攝，腎陰虛相火亢盛，消耗津液與穀物，遷延日久，津液代謝更為紊亂，濁中之清不斷外泄，清中之濁停聚脈道，阻滯血行，表現為氣陰兩虛證。氣虛與血瘀常兼夾於本病的始終，部分病人三多症狀不明顯，往往伴有倦怠乏力、心悸氣短等症，故氣陰兩虛為其常見證型。

治療根據陰中求陽、陽中求陰的理論，採用溫腎陽益腎氣，滋腎陰濟腎水同時調節法則，故治以六味地黃丸加味，方中山藥益脾陰而攝精微；山茱萸收斂肝氣，不使水穀精微下流；生地黃益腎陰；肉桂之辛熱正如《醫貫・消渴論》所云「壯其少火，灶底加薪」，佐以少量肉桂則陰得陽助乃生化無窮；黃芪、太子參滋陰益氣；桃仁、紅花活血化瘀；《本草彙言》中記載「水蛭逐惡血、瘀血之要藥也」，說明其破血祛瘀通脈力之強。中醫素有「肥人多痰」之說，痰濕之體是II型糖尿病伴超重者的體質類型之一，故配以芳香化濕之品荷葉以升清，佩蘭以化濁，清氣升則濁氣降，升降開闔有序；葛根、天花粉生津止渴，則陰陽有既濟之妙；荔枝核可行氣通絡，氣行則血行，血行則瘀祛。

現代藥理研究證實，黃芪對細胞免疫及體液免疫均有調節作用，可抑制血小板凝集、降低血液粘稠度、減輕糖尿病患者凝血傾向；人參有對抗糖尿病病變中脂質過氧化損傷的作用；生地黃不僅具有養陰滋腎作用，又有顯著的降血糖及抑制血栓形成作用，尤對高血脂病人具有顯著降血脂作用；水蛭能阻止凝血酶對纖維蛋白原的作用，能阻止血流凝固，且該藥無明顯副作用；天花粉、葛根降血糖作用已愈來愈被人們所公認；荔枝核通過行氣通絡化瘀達降血糖之目的。總之，

治療糖尿病要在益氣之中顧及養陰，養陰之中注意益氣，方不至於顧此失彼，運用補腎益氣，活血化瘀藥物以補行兼施，補而不膩，行而氣通，使臟腑功能強健，達到治療目的。

除藥物治療外，尤其要控制飲食，主張減滋味，忌肥甘，食以清淡，不可過飽，並進行適量的運動，乃是治療糖尿病的最有效的輔助方法。

【資料來源】張美貞等。〈六味地黃丸加味治療非胰島素依賴型糖尿病 62 例〉。《河北中醫》，1998，(4)：241。

15.六味生脈湯

【藥物組成】生地、山藥、山萸肉、太子參、女貞子、旱蓮草各 30 克，茯苓、丹皮、麥冬各 15 克，澤瀉 12 克，五味子 10 克。

【加減變化】腎陰虧損者加酸棗仁、生龍牡、龍眼肉；陰陽兩虛者加仙茅、仙靈脾、肉桂、巴戟天；腎虛血瘀者加當歸、丹參、川芎、紅花。

【功效】滋腎陰、填腎精、益氣生津。

【適應症】老年性糖尿病腎虛型。

【用藥方法】水煎每日 1 劑，分 3 次口服，並適當控制飲食，配合適當的體育鍛煉，一般情況下，病程較短，服用降糖西藥劑量較小，且單一用藥者，可暫停服西藥降糖藥，若個別病例病程長，多種降糖藥聯合服用者，可減去原用降糖藥量的 50%，15 d 後再減 50%。治療 1 個月為 1 療程。

【臨床療效】63 例中，顯效（空腹血糖＜ 6.7 mmol/L，「三多」症狀消失，無酮症酸中毒症狀）29 例；有效（空腹血糖＜ 8.25 mmol/L，「三多」症狀明顯好轉或消失，無酮症酸中毒症狀）22 例；無效（在

無其他因素影響下，連續用藥 2 個月，臨床症狀及有關檢查無明顯改善或自行加服西藥降糖藥者）12 例。總有效率為 81%。

【經驗體會】糖尿病屬於中醫「消渴」範疇，其病變機理主要是由於肺、胃、腎三臟功能失調，水穀輸入失常所致，在肺、胃、腎三臟功能失調中，尤以腎為重要。本組 63 例患者多以腎陰虧損為主要表現，或兼陰虛，血瘀，這與老年人精氣漸衰，機能減退等生理特點密切相關。因此治療採用六味生脈湯為基礎方以滋腎陰、填腎精、益氣生津，並根據不同分型分別佐以潛陽安神，溫腎補陽及活血祛瘀等法。本組 63 例患者除個別患者加服了西藥降糖藥外，大多數未用或逐漸減量直至停用西藥降糖藥，均不同程度地取得了一定的效果，且療效穩定。

【資料來源】樂群等。〈六味生脈湯治療老年性糖尿病 63 例〉。《陝西中醫》，1998，(5)：207。

16. 芍芪湯

【藥物組成】白芍 30 克，黃芪 40 克，仙靈脾 20 克，烏梅 20 克，生甘草 15 克，葛根 20 克，玉竹 15 克，枸杞子 20 克，淮山藥 20 克，鬼箭羽 25 克，丹參 15 克。

【加減變化】神疲乏力，自汗加白朮 15 克，茯苓 20 克；胸脅脹滿，急躁易怒加柴胡 15 克，枳殼 12 克；肺熱陰傷者加生石膏 50 克，天花粉、麥冬各 15 克；夜尿頻數加五味子 15 克，芡實 15 克；氣血虛者加黨參 15 克，當歸 20 克；五心煩熱，腰膝酸軟加山茱萸、黃柏各 15 克；口乾咽燥，便秘加大黃 10 克，火麻仁 15 克；皮膚瘙癢加川椒 10 克，苦參 20 克；失眠健忘，心悸加遠志 10 克，炒酸棗仁 20 克；視力障礙加菊花 15 克，草決明 15 克；高血壓者加夏枯草 20 克，鉤藤

15 克；冠心病加瓜蔞 40 克，三七 5 克。

【功效】滋腎陰，清熱生津止渴。

【適應症】II 型糖尿病。

【用藥方法】水煎服，每日 1 劑，1 個月為 1 療程。

【臨床療效】50 例患者經 1 ～ 4 個療程治療，治癒（症狀消失，實驗室檢查多次正常）16 例，占 32%；好轉（主要症狀及有關實驗室檢查有改善）31 例，占 62%；無效（症狀及實驗室檢查無變化）3 例，占 6%。總有效率為 94%。

【經驗體會】糖尿病大多由於過食肥甘，七情鬱火或因素體陰虧，內熱由生，腎精被耗所致。日久氣陰兩傷，腎氣不固，收攝無權，以致多飲而煩渴不解，多食反而消瘦，多尿而味甘，陰精外泄。所以在治療時應當注意調補陰血精虧，從腎論治為本，生津散熱止煩渴為標，並根據上、中、下消的不同特點而有所側重。故方中黃芪益氣降糖，敷布津液；白芍強五臟，補腎氣；烏梅、甘草合用酸甘化陰以生津液；葛根、玉竹生津液，除煩熱而止渴；仙靈脾、枸杞子補腎益精氣；淮山藥味甘，性涼而潤，輕補而不驟，微香而不燥，既能補氣，又能養陰；鬼箭羽、丹參活血化瘀。血行津布而燥熱可解，瘀化氣暢則陰液自生。諸藥相伍而獲效。

【資料來源】姬雲海。〈芍芪湯治療II型糖尿病 50 例〉。《吉林中醫藥》，2000，(1)：29。

17. 滋陰益腎湯

【藥物組成】花粉 30 克，石斛 30 克，熟地 20 克，麥冬 20 克，知母 15 克，生山藥 30 克，女貞子 20 克，旱蓮草 20 克，桑寄生 20 克，黃芪 20 克，白芍 20 克，牛膝 10 克，甘草 8 克。

【加減變化】消穀善饑者加石膏 15 克；四肢麻木者加當歸 20 克，首烏 15 克；腰痛甚者加續斷 20 克，狗脊 20 克。

【功效】滋陰益腎。

【適應症】腎陰虛型糖尿病。

【用藥方法】日 1 劑，水煎服。1 個月為 1 療程，連用 2 ～ 3 個療程。服藥期間，嚴格控制飲食，定期檢查血糖，血糖正常後可間斷服用該方以鞏固療效。

【臨床療效】治療 28 例，其中顯效（典型症狀及周身乏力消失，空腹血糖檢查連續 3 次以上降至正常者）15 例；有效（典型症狀消失，但仍覺乏力，空腹血糖明顯降低但未恢復正常者）10 例；無效（症狀改善不明顯，空腹血糖稍有降低者）3 例。總有效率為 89.3%。

【經驗體會】糖尿病病程纏綿，日久每致元氣大虛，筆者臨床從滋陰益腎入手辨證治之，每獲良效。方中花粉、石斛、知母、熟地、山藥、麥冬滋陰降火，益胃生津止渴；女貞子、旱蓮草、桑寄生、白芍、黃芪益氣固腎，填補腎水；牛膝一味尤為重要，既可強筋健骨，又可引肺胃之熱下行，以引火歸原，恢復陰陽平衡狀態；甘草調和諸藥。方證相符，故獲佳效。

【資料來源】吳中蘭等。〈自擬滋陰益腎湯治糖尿病 28 例〉。《國醫論壇》, 2000, (5): 39。

18.補腎降糖湯

【藥物組成】生地、黃芪、玉竹各 20 克，山茱萸、淮山、菝葜、葛根各 15 克，菟絲子、蠶繭、丹皮、澤瀉、茯苓、天花粉、麥冬、玄參、蒼朮各 10 克。

【加減變化】口渴甚加石膏、知母，饑甚加黃連，神疲乏力甚加

參鬚、黨參。

【功效】補腎滋陰、生津潤燥。

【適應症】腎虛型糖尿病。

【用藥方法】日 1 劑，水煎分兩次服，30 日為 1 療程，觀察 2 個療程。

【臨床療效】治療 47 例，其中顯效（症狀消失，空腹血糖 ＜ 7.28 mmol/L，餐後 2 h 血糖 ＜ 8.4 mmol/L，24 h 尿糖定量 ＜ 10 克）27 例；好轉（主要症狀有改善，空腹血糖降至 ＜ 8.4 mmol/L，餐後 2 h 血糖 ＜ 10.08 mmol/L，24 h 尿糖定量 10 ～ 25 克）19 例；無效（未達到有效標準者）1 例。總有效率為 97.9%。

【經驗體會】消渴病以陰津虧虛、燥熱亢盛為主要病機特點，屬本虛標實的夾雜證，病變臟腑主要涉及肺、胃、腎，以腎最為關鍵。中醫認為腎主津液、肝藏血，肝腎虧虛，津血不足，則燥熱內生，從而發為消渴。肝腎虧虛，故臨床伴見腰膝酸軟，神疲乏力，或陽萎早洩、肢端麻木等症。中醫認為「久病及腎，久病多虛」，《內經·素問》云：「五臟之傷，窮必及腎」。因此，補腎滋陰、生津潤燥，應貫穿本病治療的全過程；而不必拘泥於上、中、下三消分證論治。補腎降糖湯正是緊扣本病的病機根本，方中用六味地黃湯滋補腎陰、清瀉虛火以固本，菟絲子、蠶繭益腎縮泉，菝葜利濕，配伍葛根、天花粉、麥冬、玉竹、玄參增強滋陰生津潤燥之功，黃芪益氣，全方共達滋陰潤燥之功。臨床觀察證實黃芪配伍山藥降糖效果好，配蒼朮降血糖明顯。

【資料來源】李仁桂。〈補腎降糖湯治療II型糖尿病 47 例〉。《湖南中醫藥導報》，2001,（4）: 175。

19.健脾固腎湯

【藥物組成】黃芪 40 克，淮山藥 30 克，生地黃、熟地黃各 20 克，天花粉 25 克，黨參、枸杞子、白朮、茯苓、丹參各 15 克，桂枝 10 克，鬼箭羽 30 克。

【加減變化】胸脅脹滿者加柴胡 15 克，川楝子 12 克；肺熱傷陰者加生石膏 30 克，麥冬 15 克；夜尿頻數加五味子、桑螵蛸各 15 克；皮膚瘙癢者加苦參 20 克，川椒 10 克；大便秘結加火麻仁 15 克，大黃 10 克；口苦甚者加石蓮子 15 克；胃中嘈雜者加內金 10 克，焦三仙各 15 克；失眠心悸健忘者加遠志 15 克，炒棗仁 15 克，龍骨 20 克；視力障礙者加草決明 15 克，菊花 10 克；高血壓者加夏枯草 15 克，鉤藤 20 克；冠心病者加瓜蔞 30 克，三七粉 10 克（沖服）。

【功效】清熱養陰，健脾固腎。

【適應症】脾腎陽虛型糖尿病。

【用藥方法】水煎服，每天 1 劑，日服 3 次。1 個月為 1 療程。服藥期間，節飲食，遠肥甘，禁房事，忌惱怒，勿勞累，戒菸酒，絕辛辣，暢情志。

【臨床療效】150 例經 1～4 個療程治療，其中治癒（症狀消失，實驗室檢查多次正常）45 例，占 30%；好轉（主要症狀及有關實驗室檢查有改善）96 例，占 64%；無效（症狀及實驗室檢查無變化）9 例，占 6%。總有效率為 94%。

【經驗體會】糖尿病屬於中醫「消渴」範疇。其病因病理，概而言之，不出二端，一為燥熱陰虧，一為脾腎兩虛。如菸酒無度，過食炙煿，致脾胃積熱，灼傷脾陰。《丹溪心法・消渴》說：「酒面無節，酷嗜炙煿，於是炎火上熏，臟腑生熱，燥熱熾盛，津液乾焦。」七情六

慾，人皆有之，過極為害，如怒則氣逆，鬱則氣結，均使氣機不暢，鬱而化火。燥熱陰虧，熱灼於肺，火克金也，故渴而引飲；熱灼於胃傳其所生也，胃火熾盛，腐化五穀，故食仍如饑。若病至日久，精微下泄，或正氣本虛，房勞傷腎，皆可致陰精虧損。因腎為陰之本臟，又脾為後天之本，腎為先天之本，腎虛不能溫養脾土，中焦虛弱，生化告竭，於是出現脾胃兩虛，陰陽俱損之候。脾虛不能肥肌膚，則日漸羸，腎虛閉藏失職，故小便量多。故治療當清熱養陰，健脾固腎，方中黃芪、黨參、白朮、茯苓健脾益氣，敷布津液，為後天之源；生地黃、山藥、枸杞子滋腎陰、補腎水、固腎精；桂枝溫通陽氣，補而不滯；天花粉養肺腎之陰，清熱生津；鬼箭羽、丹參活血化瘀，血行津布則燥熱可解，瘀化氣暢，則陰液自生。諸藥相伍，相得益彰，辨證加減，方取良效。

【資料來源】姬雲海等。〈健脾固腎湯治療糖尿病 150 例〉。《四川中醫》，2001，⑴：36。

第六章　辨證分型類方藥㈥
陰陽兩虛型

1.（李氏）降糖湯

【藥物組成】杞子、萸肉、烏梅、沙苑子、覆盆子、生麥冬、淮山藥、玉米鬚、澤瀉、玉竹、桑白皮、白蒺藜、天花粉、木瓜。

【加減變化】口渴明顯加石斛、知母；大便秘結加大黃、川連；消食易饑加生地、生石膏；高血脂加紫丹參、首烏；氣虛加生黃芪、巴戟天；四肢麻木加紫丹參、廣地龍；腰部酸痛加川斷、杜仲；脾胃虛寒加桂枝、淡吳萸。

【功效】平補陰陽，降低血糖。

【適應症】陰陽兩虛型糖尿病。

【用藥方法】每日 1 劑，分 2～3 次服，1 個月為 1 療程。治療期間忌菸、酒、茶和甜及辛辣食物，並控制飲食量。

【臨床療效】120 例患者經 3 個病程治療，結果顯效（治療後症狀消失，血糖 < 6.9 mmol/L，餐後 2 h 血糖 < 7.9 mmol/L，24 h 尿糖定量 < 10 克，或血糖、尿糖定量較前下降 30% 以上）80 例，占 66.7%；有效（治療後症狀明顯改善，血糖 < 7.9 mmol/L，餐後 2 h 血糖 < 9.6 mmol/L，24 h 尿糖定量在 10～25 克，或血糖、尿糖定量較前下降 10～29% 者）33 例，占 27.5%；無效（血糖、尿糖下降未達有效標準者）7 例，占 5.8%。總有效率為 94.2%。服用此方 2 週能明顯改

善大部分病人的自覺症狀，服用 3 週能起到明顯的降糖作用。

【經驗體會】《外台秘要‧消渴消中》引《古今錄驗》曰：「渴而引水多，小便數，有脂，似麩片甜者，皆是消渴病也。」消渴的病因病理一般認為是燥熱偏盛，陰津虧耗，而以陰虛為本，燥熱為標。治療主張以清熱瀉火、養陰生津為主，但效果往往不甚理想。筆者認為本病起病較慢，病程較長，在早期或經治療後，沒有明顯的臨床表現，或者病程日久，陰損及陽，而致陰陽兩虛。治療以調補陰陽為主。自擬降糖湯具有平補陰陽、降低血糖、血脂作用。方中杞子、陳萸肉、麥冬、玉竹、天花粉滋補肺腎之陰，生津止渴；沙苑子、覆盆子、淮山藥平補陰陽，補而不燥；桑白皮、澤瀉、白蒺藜、玉米鬚清泄肺、肝、腎之餘火，使之陰陽平衡，並具有較好降糖、降脂作用。值得一提的是上方配酸性藥（烏梅、木瓜）具有較好降低血糖作用，並且持久而不易反跳，同時有止渴作用。

本病多有宿根，病難根除，經治療後「三多」症狀消失，體重、血糖、尿糖恢復正常，也要繼續服藥 1 ～ 2 個月以鞏固療效，預防復發。

【資料來源】李祥松。〈降糖湯治療糖尿病 120 例臨床觀察〉。《浙江中醫學院學報》，1995，(2)：15。

2. 調補陰陽湯

【藥物組成】熟地黃、山藥、鬼箭羽、丹參各 30 克，生地黃、茯苓各 20 克，山茱萸、蓮子肉各 15 克，人參 10 克，附子 5 克，蠶繭 5 枚。

【加減變化】胸脅脹滿者加柴胡、川楝子；夜尿頻數者加五味子、桑螵蛸；皮膚瘙癢者加苦參、川椒；浮腫明顯者加車前子、懷牛膝；

五更泄瀉者加補骨脂、肉豆蔻；耳鳴耳聾者加枸杞子、菊花；失眠健忘，心悸者加遠志、炒酸棗仁、龍骨；高血壓病者加夏枯草、鉤藤；冠心病者加瓜蔞、三七；血糖高難降者加川芎、當歸；四肢麻木刺痛者加雞血藤、赤芍。

【功效】培元固本，益氣生津。

【適應症】陰陽俱虛型 II 型糖尿病。

【用藥方法】水煎服，1 劑／d，3 次／d，1 個月為 1 療程。

【臨床療效】治療 II 型糖尿病 50 例，其中顯效（症狀消失，實驗室檢查正常）18 例；好轉（主要症狀及實驗室檢查有改善）29 例；無效（症狀及實驗室檢查無變化）3 例。總有效率為 94%。

【經驗體會】糖尿病久病未瘥，臨床陰陽俱虛諸症並不少見。命門火衰，不能蒸騰水氣，從而引起上燥渴、下多溲諸症。以下消為主證，見面色㿠白，倦怠怕冷，腰膝酸軟，口渴多飲，小便頻多而混濁如脂膏，男子陽痿、女子閉經，甚則浮腫，大便溏瀉，舌淡苔白，脈沉細無力等，乃陰陽俱虛之候。方中生熟地黃、山藥、山茱萸、茯苓滋補脾腎之陰，生津止渴；熟附子、人參、仙靈脾、蓮子肉補脾腎之陽，益氣生津；鬼箭羽、丹參活血化瘀，通絡行氣，血行津液布，瘀化氣暢陰液自生；蠶繭甘溫和緩，溫而不燥，補而不膩，以血肉有情之身，善補精氣至虛至損。全方培元固本，益氣生津，於平淡之中而見神奇。

【資料來源】姬雲海等。〈調補陰陽湯治療 II 型糖尿病 50 例〉。《湖北中醫雜誌》，2000，(2)：35。

第七章 辨證分型類方藥(七)
氣虛瘀血型

1. 消渴降糖方

【藥物組成】黃芪、太子參或人參各 10 克，天花粉、玄參、淮山藥各 20 克，益母草、丹參、川芎各 15 克，澤蘭 10 克，田七粉 3 克（沖服），知母 6 克。

【加減變化】煩渴多飲，口乾舌燥加麥冬、粉葛根；多食善饑，大便乾燥加生地、首烏；尿頻量多加山萸肉、益智仁；肢麻筋痛加雞血藤。

【功效】益氣活血。

【適應症】氣虛兼瘀血型糖尿病。

【用藥方法】水煎服，日 1 劑。服藥期間，嚴格控制飲食，原服降糖藥不變，1 個月為 1 療程。

【臨床療效】治療 II 型糖尿病 36 例，結果顯效 13 例，好轉 19 例，無效 4 例。

【經驗體會】氣虛瘀血與糖尿病發生有密切關係，氣虛主要表現為脾腎氣虛，脾氣虛運化水穀的功能失常，包括運化糖的功能失常，使之不能輸布臟腑，蓄積體內使血糖升高；腎氣虛氣化不利，固攝無權則尿頻量多，蓄積過多的糖也由小便漏出致尿有甜味，尿糖升高。尿多則津傷，又因脾、腎虛進而導致肺氣虛，使津液不能敷布周身，

故口乾口渴，飲水自救而出現煩渴。氣為血之帥，氣虛無以載血運行則產生瘀血，致變證百出如肢麻筋痛、中風等。然氣虛為本，瘀血為標。消渴降糖方中黃芪、太子參（或人參）補氣健脾為主藥；淮山藥、花粉、玄參益腎生津並助參芪益氣；川芎、丹參、田七活血通絡；少佐知母制諸藥之燥。諸藥合用，共奏益氣活血，標本兼治之功。

　　目前普遍認為，糖尿病是一組多種原因引起糖、脂肪和蛋白質代謝紊亂，以高血糖為共同特點，進而導致多系統，多臟器損害的綜合症。研究表明，本病存在著血瘀症狀及其有關實驗室指標異常。這與中醫的陰陽失調、氣虛血瘀的理論有其一致性。故立健脾補腎、益氣活血之法。臨床實踐證明，該方在明顯改善患者症狀的同時，具降低血糖、血脂，改善高凝狀態，改善微循環。現代研究發現，人參有促進胰島損傷的 β 細胞修復和增生作用，增強機體免疫力，促進免疫球蛋白的生成；黃芪調節免疫力；知母、山藥降血糖；花粉降膽固醇和甘油三脂；丹參改善微循環，抑制凝血；川芎可降低全血比粘度。用藥妥貼對證，故獲效滿意。

　　【資料來源】丁萍。〈益氣活血法治療II型糖尿病 36 例臨床觀察〉。《河南中醫藥學刊》，1998，(3)：53。

2. 補陽還五湯

　　【藥物組成】黃芪、地龍各 30 克，桃仁、紅花、當歸各 10 克，川芎 15 克，赤芍 20 克。

　　【加減變化】偏陰虛者加生熟地、玄參、麥冬、黃精、枸杞子；偏熱盛者加石膏、知母、虎杖、桑葉、菊花；痰濕盛者加厚樸、半夏、茯苓、澤瀉、薏苡仁、玉米鬚、薤白、瓜蔞。

　　【功效】益氣化瘀。

【適應症】氣虛瘀血型糖尿病。

【用藥方法】水煎服，日 1 劑，分 2 次溫服。

【臨床療效】治療 34 例中，顯效（治療後症狀消失，FBG ＜7.2 mmol/L，PBG ＜ 8.3 mmol/L）8 例；有效（治療後症狀明顯改善，FBG ＜ 8.3 mmol/L，PBG ＜ 10.0 mmol/L）22 例；無效（治療後症狀無明顯改善，FBG、PBG 未達上述標準）4 例。總有效率為 88.2%。

【經驗體會】筆者觀察部分中、後期糖尿病患者發現，氣虛在糖尿病發病過程中貫穿始終。《施今墨臨床經驗集・糖尿病》云：「糖尿病患者大多具有氣短神疲、不耐勞累、虛胖無力或日漸消瘦等正氣虛弱的徵象。」氣虛是糖尿病不癒的根本，而血瘀是糖尿病產生併發症的關鍵。多數患者存在「瘀血」，臨床也以氣虛瘀血表現居多。患者久病，中氣大傷，氣虛則血運無力而致瘀血。瘀血既成則新血不生，虛瘀互患，終致陽氣不得敷布，津血難以暢榮，經絡痹阻而至督熱煩躁、心悸、頭暈頭痛、肢麻、舌暗、脈澀等症。瘀血的成因，係血液粘滯度二血小板聚集率增高及高脂血症，導致血流緩慢或中斷，組織缺血缺氧和血管內皮損傷。

補陽還五湯是王清任治療氣虛血瘀的代表方。方中重用黃芪大補元氣，含氣旺血行、瘀去絡通之意；當歸尾活血化瘀而不傷血；川芎、赤芍、桃仁、紅花、地龍通經活絡。全方共奏補氣、活血袪瘀之功。現代實驗研究表明，本方對非特異性免疫功能有增進作用，可降低血粘度和升高細胞表面電荷，從而改善血液流動性。方中黃芪含甙類、多糖、氨基酸及微量元素，具有增強機體免疫功能、抗衰老、保肝、降壓、利尿的作用，能消除實驗性尿蛋白，增強心肌收縮力，調節血糖含量，且有促雌激素樣作用和廣泛的抗菌作用，川芎、紅花等活血藥可降低血小板表面活性，抑制血小板聚集，降低外血管阻力，抗心律失常，降脂等，對糖尿病併發症有明顯的預防和治療作用。

　　筆者臨床發現，糖尿病患者（尤其是中老年患者）合併各種併發症時，從氣虛血瘀論治，以補陽還五湯益氣活血為主，配合使用降糖藥或胰島素，較之用六味地黃湯單純從肝腎陰虛論治，無論在改善症狀或降糖效果方面，均有顯著性差異。有些患者單用西藥降糖，血糖時有反跳，此時加用補陽還五湯可助患者穩定血糖，使症狀明顯改善，延緩併發症的進一步發展，減少傷殘及降低死亡率，有助於改善患者的生活質量。

　　【資料來源】趙璐。〈補陽還五湯加味治療II型糖尿病臨床觀察〉。《湖北中醫雜誌》，2002，(7)：8。

第八章　辨證分型類方藥(八)
瘀血型

1.化瘀養陰湯

【藥物組成】丹參 30 克，紅花 6 克，山楂 15 克，山藥 20 克，黨參 10 克，麥冬 10 克，玄參 15 克，花粉 12 克，知母 10 克，龍牡 20 克。

【功效】化瘀養陰，生津益腎。

【適應症】陰虛夾瘀血型糖尿病。

【用藥方法】每日 1 劑，分兩次溫服，輔以適當飲食控制，實行 5 餐／日，每日主食控制在 250～300 克。一般服藥 12 週，4 週為 1 療程。

【臨床療效】56 例患者經治療後，顯效（治療後症狀基本消失，空腹血糖降至＜ 7.2 mmol/L，餐後 2 h 血糖＜ 8.4 mmol/L, 24 h 尿糖定量＜ 10 克；或血糖、24 h 尿糖定量較治療前下降 30% 以上）28 例；有效（治療後症狀明顯改善，空腹血糖降至＜ 8.4 mmol/L，餐後 2 h 血糖＜ 10 mmol/L, 24 h 尿糖定量為 10～25 克；或血糖、24 h 尿糖定量較治療前下降 10～29%）21 例；無效（經 3 個月以上治療，而血糖、尿糖下降未達有效標準者）5 例，2 例未堅持服完 1 療程。其顯效率 50%，有效率 37.5%，總有效率為 87.5%。

【經驗體會】糖尿病是一種以糖代謝紊亂為主要表現的內分泌代謝疾病，現代醫學指出遺傳因素、機體免疫機能失調、病毒感染以及

某些疾病和藥物均可誘發本病。II型糖尿病屬於中醫「消渴」範疇，歷代醫家基本上均認為燥熱偏盛，陰津虧損為其主要病機，其治療多以養陰生津清熱為基本治則。但從患者臨床表現，常可見舌質紫暗，或有瘀點，舌下帶怒張，脈沉澀，肢體麻木疼痛，月經色暗塊多等舌脈症，病久者上述舌脈症更加明顯，表明大多數消渴患者兼夾瘀血。所以對老年人糖尿病來說，陰虛火旺煎熬津液，使血液粘滯，運行不暢而致瘀血，或氣虛運行不力而引起氣虛血瘀，使病情一步步加重，病久不癒，反過來瘀血又可影響津液輸布，導致陰津更虧，故其糖尿病之特點是本虛標實，陰虛津虧為本，瘀血為標，本虛可致標實，標實可加重本虛，進而促使各種併發症的形成。治療宜標本兼顧，養陰活血並用，本方中丹參、紅花、山楂活血化瘀；玄參、麥冬、知母、花粉養陰生津清熱；龍骨、牡蠣滋陰補陽收斂固精；黨參、淮山藥益氣生津強腎固精，諸藥共奏化瘀養陰，生津益腎之功。本方在臨床治療中還發現有改善消化機能、促進代謝、增強體質的作用，還可能具有阻斷病情傳變，預防併發症的功效。

【資料來源】方立成。〈化瘀養陰湯治療II型糖尿病 56 例臨床觀察〉。《湖南中醫學院學報》，1994，(2)：20。

2.（徐氏）化瘀散

【藥物組成】生大黃、桃仁、紅花、水蛭。

【加減變化】神疲乏力，少氣懶言加黃芪、太子參；舌紅津少，口渴多飲加生地、石斛、沙參、天花粉；口乾苦，善食易饑加黃連、知母；頭暈、目眩加旱蓮草、山萸肉；痰濁者加陳皮、半夏、白朮。

【功效】活血化瘀。

【適應症】瘀血型糖尿病。

【用藥方法】上藥按 3:2:5:1 比例研粉配成。每次 0.5 克，1 日 3 次。15 天為 1 療程。

【臨床療效】30 例糖尿病患者經治療痊癒（症狀消失，尿糖轉陰，血糖 3 次正常或尿比重恢復正常者）15 例，占 50%；好轉（主要症狀及有關檢查指標均見改善）9 例，占 30%；無效（臨床症狀及有關檢查無明顯改善）6 例，占 20%。總有效率為 80%。

【經驗體會】筆者在臨床工作中觀察糖尿病的患者多有頭痛、四肢麻木或疼痛，半身不遂，面色晦暗或有瘀斑，舌質紫暗或有瘀點，舌下靜脈怒張，肌膚甲錯，女患者月經有瘀塊，此為糖尿病夾有瘀血的指徵。據此筆者在治療中側重活血化瘀之品，方中水蛭為破血化瘀猛劑，是治療陳舊性瘀血之要藥；大黃蕩滌邪熱，有攻積導滯化濁和活血通滯行瘀血的作用；桃仁、紅花活血化瘀，四藥合用使瘀去濁清。在臨床使用中，我們還發現對糖尿病出現的肢麻，舌麻，口舌潰爛，便秘及伴有冠心病胸悶、心悸、胸痛者都有不同程度的改善，在伴有心梗及腦血管有損害的患者中可獲得較長時間的穩定，這可能與本方延緩或阻礙體內血液凝聚，緩解動脈痙攣，降低血液粘稠度有關，從而改善了糖尿病對微血管的損害。

【資料來源】徐延。〈自擬化瘀散治療糖尿病 30 例觀察〉。《光明中醫雜誌》，1994，(4)：29。

3. 活血降糖湯

【藥物組成】丹參 30 克，赤芍 10 克，生三七粉 3 ～ 5 克，黃芪 30 克，淮山藥 30 克，蒼朮 10 克，玄參 10 克。

【加減變化】如併發冠心病加川芎、葛根、瓜蔞殼、薤白、桃仁、紅花、延胡索；若併發高血壓病加入澤瀉、葛根、菊花、天麻、鈎藤、

夏枯草、珍珠母、磁石、杜仲、桑寄生、川牛膝；若合併腎病加入肉蓯蓉、菟絲子、枸杞子、製首烏、杜仲、桑寄生、巴戟、淫羊藿等；若合併腦血管病變加川芎、土牛膝、天麻、水蛭、桃仁、紅花、蜈蚣、全蠍；若合併視網膜病變加枸杞子、菟絲子、菊花、杜仲、茺蔚子、青葙子、夏枯草、穀精草、密蒙花、木賊、肉蓯蓉、製首烏；若合併高血脂、脂肪肝可加生山楂、製首烏、澤瀉、桑椹子、穀芽、麥芽。以上所列藥味，根據辨證選用其中 2 ～ 3 味即可，無須全用。

【功效】活血化瘀。

【適應症】瘀血型非胰島素依賴型糖尿病。

【用藥方法】一般初期 1 日服 1 劑，待尿糖轉為陰性，血糖恢復正常後，可 2 ～ 3 日或 7 日服 1 劑，以鞏固療效。3 個月後復查尿糖、血糖正常，臨床各症均消失者方可停藥。

【臨床療效】126 例病人經治療，其中臨床治癒（症狀消失，尿糖 "－" 或 "±"，空腹血糖 3 次正常）36 例，占 28.6%；好轉（主要症狀及有關檢查情況均見改善）86 例，占 68.2%；無效（臨床症狀及有關檢查無明顯改善）4 例，占 3.2%。總有效率為 96.8%。

【經驗體會】糖尿病瘀血症的發病因素隨著人們生活水平的不斷提高，攝入的營養，尤其是脂肪過多，過剩，而積存在體內，肥胖的人也多起來。而過去糖尿病人所表現的多食、多飲、多尿和消瘦症已不明顯，有的患者只有其中一症或根本沒有「三多一少」。現多數病人僅表現為四肢無力和實驗室檢查血、尿糖增高；而且此種情況的糖尿病人的血脂亦高，患者往往併發心腦血管疾病、眼底病變、神經血管病變、糖尿病性腎病、壞疽等各種併發症，而這些併發症對糖尿病人威脅更大。這是因為糖尿病瘀血患者的血液濃度增大。高脂血症由於血液中脂質含量較高，導致血液粘度升高，血流緩慢，紅細胞運行力下降，血小板粘附、聚集、收縮功能明顯升高，使血液呈高凝狀態，

也就容易粘附在血管壁上，從而導致血管病變。所以血管病變與瘀血症為同一病理所致的兩種不同表現，瘀血症為血管病變臨床症候的體現，血管病變則為瘀血證的具體病理基礎，二者互為因果。

中醫對消渴病的治療向來以調整肺、脾、腎三臟功能為主，其關鍵在於調整脾胃，因為脾運失常，導致水穀津液在輸布和代謝過程中的不平衡和紊亂狀態，造成儘管有超量的飲食攝入，但並不能為人體正常吸收利用，所以調理脾胃在治療糖尿病中占有重要地位。而糖尿病瘀血症的形成又是由於氣滯瘀血，血液成分的改變，血液的濃度增大，粘附力增加。又因人體肺、脾、腎三臟虛而引起推動血液運行的氣不足，所以就造成氣虛血瘀。筆者以活血降糖藥組方治療糖尿病中的瘀血症，方中使用較大劑量的黃芪目的是補氣以行血，同時使用丹參、赤芍、生三七等以活血化瘀，以淮山藥、蒼朮調理脾胃，玄參養陰生津，且有很好的降糖作用，因此病人使用本方益氣活血，調理脾胃，能取到較好的降糖效果。

【資料來源】楊剛。〈益氣活血化瘀法治療糖尿病〉。《雲南中醫學院學報》，1995，(1)：26。

4.通絡化瘀湯

【藥物組成】三棱 20 克，莪朮 20 克，桃仁 15 克，紅花 15，土蟲 10 克，當歸 20 克，雞血藤 15 克，豨薟草 50 克，黃連 10 克，馬齒莧 20 克。

【加減變化】如伴有氣虛者加太子參 15 克，黃精 20 克；陰虛者加青蒿 15 克，地骨皮 20 克。

【功效】化瘀通絡。

【適應症】瘀血阻絡型糖尿病。

【用藥方法】每日 1 劑水煎 3 次溫服，30 天為 1 療程。

【臨床療效】治療 94 例患者，其中顯效（治療後症狀消失，空腹血糖降至正常，尿糖定性陰性）54 例，占 57.45%；好轉（治療後症狀明顯減輕，空腹血糖降至 8.3 mmol/L 以下，尿糖定性＋ 2 以下）30 例，占 31.91%；無效（經治療 2 個療程以上，未達到好轉標準者）10 例，占 10.64%。總有效率為 89.36%。

【經驗體會】筆者認為老年糖尿病比較特殊，由於年老體弱，臟腑虧虛，氣血運行不暢，往往導致血瘀，血瘀又加重臟腑功能降低，組織器官嚴重缺血乏氧，使臨床症狀不易緩解，血糖持續升高，併發症出現較早。因此，化瘀法在老年糖尿病患者的治療上起著關鍵性的作用。本組有 72 例患者出現不同程度的舌質紫暗或隱青或舌邊有瘀斑等體徵，經血液流變學檢查，72 例患者的全血比粘度，血漿比粘度均高於正常值，經治療後有 68 例患者舌質轉成淡紅舌，而復查全血比粘度，血漿比粘度均恢復正常，改善了微循環，增加了對臟器的供血、供氧。本組患者中伴末梢神經炎者 37 例，因糖尿病日久，末梢神經營養障礙，從而引起末梢神經炎，經化瘀通絡法治療，使末梢氣血運行暢通，精微物質得以供養，從而達到治癒的目的。

【資料來源】侯茗等。〈活血化瘀法治療糖尿病 94 例〉。《長春中醫學院學報》，1995, (2): 26。

5.（姜氏）化瘀散

【藥物組成】西洋參 10 克，當歸 20 克，川芎 20 克，赤白芍各20 克，丹皮 15 克，紅花 15 克，甘草 5 克。

【功效】活血化瘀。

【適應症】瘀血型糖尿病。

【用藥方法】上藥共研細末（1 週量）分裝成每袋 5 克，消渴丸為市售成藥，化瘀散 5 ～ 10 克／次，消渴丸 10 ～ 20 粒／次，1 日3 次，1 個月為 1 療程。

【臨床療效】30 例服藥 2 個療程，結果自覺症狀消失，空腹血糖 6.5 mmol/L 25 例；空腹血糖 7.9 mmol/L 4 例；空腹血糖 8.3 mmol/L 1 例，血壓均在正常值範圍，心電圖提示正常。

【經驗體會】糖尿病多以口渴、多飲、多尿、消瘦為特徵，而久病上述症狀並不十分典型，出現胸脅痛，心肌供血不足，舌紫黯，脈細澀現象。這與久病則氣虛，脾失健運，水穀無以化穀精微，穀反為滯，水反為濕，阻滯脈絡，絡阻瘀血，瘀血互結為因果。因此，治療糖尿病，若只循滋陰潤燥則療效往往不佳，而採用西洋參、消渴丸滋陰潤燥，當歸、川芎、赤白芍、紅花活血化瘀則往往使疾病大有轉機。然而，治療糖尿病運用活血化瘀療法，必須有瘀血症狀存在，而且在治療過程中既要養陰潤燥，還要注意適當補氣，平和的活血化瘀，以求補而不膩，活而不傷，有利於機體康復。

【資料來源】姜兆餘。〈滋陰化瘀治療糖尿病 30 例〉。《河北中醫》, 1995,（3）: 8。

6. 化瘀湯

【藥物組成】丹參 30 克，赤芍 15 克，川芎 15 克，澤蘭 15 克，水蛭 10 克，生地 20 克，生芪 20 克，花粉 20 克，黃連 6 克，蒼朮 10 克，淮山 20 克。

【功效】活血化瘀。

【適應症】瘀血型糖尿病。

【用藥方法】水煎服，每日 1 劑。飲食控制採用主食固定法：休

息者每日主食 250 ～ 300 克；一般體力勞動者 300 ～ 350 克；較重體力勞動者 400 ～ 500 克。主食以外所需熱量由副食補充。

【臨床療效】28 例中獲顯效（治療後症狀消失，空腹血糖降至正常，24 h 尿糖定量在 5 克以下，或空腹血糖及 24 h 尿糖定量較治療前下降 50% 以上（按超過正常的絕對值））6 例，占 21.43%；有效（治療後症狀基本消失或明顯減輕，空腹血糖降至 8.33 mmol/L 以下，24 h 尿糖定量降至 10 克以下，或空腹血糖及 24 h 尿糖定量下降 30% 以上）18 例，占 64.29%；無效（未達到好轉標準）4 例，占 14.29%。28 例患者治療後多飲、多尿、多食及體重減輕等症狀基本消失，舌暗瘀斑點等體徵均有改善。

【經驗體會】中醫學歷來多認為糖尿病的主要病機是陰虛燥熱，當代一些醫家認為糖尿病人多有氣虛存在，因而形成了氣虛陰虧燥熱的觀點，並有效地指導著臨床實踐。但近年來大量的臨床觀察證明大多數糖尿病人有瘀血體徵，特別是近年來通過血液流變學和甲皺微循環的觀察，進一步為糖尿病瘀血提供了實驗室依據。筆者臨床觀察表明活血化瘀法為主治療糖尿病能有效地降低血糖、血脂，明顯改善各種血管神經併發症症狀，較好地改善其血液流變性。即使患者沒有明顯的瘀血徵象，但在治療中加用活血化瘀的方藥，也能明顯地取得療效。

【資料來源】陳端生。〈活血化瘀為主治療糖尿病 28 例臨床觀察〉。《福建中醫藥》，1995,（5）: 10。

7.桃紅湯

【藥物組成】紅花 12 克，丹參 15 克，紅景天 9 克，川芎 6 克，雞血藤 15 克，赤芍 12 克，桃仁 10 克，沙棗 15 克，石斛 15 克。

【加減變化】氣虛者加西洋參 10 克，黃芪 15 克；冠心病加茶樹根 15 克；渴甚者加花粉 15 克；濕重加澤瀉 15 克。

【功效】活血化瘀、益氣生津。

【適應症】瘀血型糖尿病。

【用藥方法】每日 1 劑，水煎 2 次，每次服藥液 150 mL。30 劑為 1 療程。

【臨床療效】治療糖尿病 40 例，其中臨床治癒（症狀消失，空腹血糖 3 次正常，尿糖陰性或"＋"）21 例，占 52.5%；好轉（主症及有關檢查均有改善）17 例，占 42.5%；無效（臨床症狀及有關檢查均無明顯改善）2 例，占 5%。總有效率為 95%。服藥時間最短 1 個療程，最長 3 個療程。

【經驗體會】本病病機多為陰虛火旺，耗津灼液，血液粘滯，運行不暢。氣虛無力運血或久治不癒血脈失養均能導致瘀血。瘀血影響津液輸布，加重消渴。瘀血消渴互為因果，使本病纏綿難癒。方中丹參、赤芍養血活血；川芎、紅花、桃仁活血破血；紅景天、沙棗強壯固精；石斛、花粉生津養陰。全方共奏活血化瘀、益氣生津、調和陰陽之功。

【資料來源】馬樹林。〈自擬桃紅湯治療糖尿病 40 例〉。《湖南中醫雜誌》，1997，(2): 5。

8.莪棱消渴方

【藥物組成】三棱、莪朮各 9 克，桃仁、牛膝、生黃芪各 15 克，生龍骨、生牡蠣、赤丹參各 30 克，牡丹皮 10 克。

【加減變化】肺熱津傷：症見煩渴多飲，口乾舌燥，尿量頻多，形體漸瘦，舌邊尖紅，脈洪數，治以活血化瘀，清熱潤肺，基本方加生石膏 30 克，天花粉 20 克，葛根、知母各 10 克；胃熱熾盛：症見多食善饑，大便乾燥，形體消瘦，苔黃燥，脈滑實有力，治以活血化瘀，清胃瀉火，基本方加生石膏 30 克，生地黃 20 克，焦梔子 10 克；腎陰虛虧型：症見尿頻量多，手足心熱，五心煩熱，舌質紅，脈細數，治以活血化瘀，滋陰補腎，基本方加山萸肉、山藥各 10 克，熟地、生地各 15 克；陰陽兩虛型：症見小便頻數，飲一溲二，形寒肢冷，小便混濁，舌質淡，苔薄白，脈沉細無力，治以活血化瘀，溫陽補腎，基本方加肉桂、桂枝各 6 克，補骨脂、熟地各 10 克，山藥 15 克。

【功效】活血化瘀。

【適應症】瘀血型糖尿病。

【用藥方法】用水 400 mL，文火煎 40 min，去渣取汁 200 mL，二煎用水 350 mL，用文火煎 30 min，去渣取汁 200 mL。兩煎混勻後分 3 次溫服，每 6 h 1 次。8 週為 1 療程。嚴格按糖尿病飲食，忌肥甘炙煿，辛辣飲食，忌菸酒。

【臨床療效】32 例中臨床治癒（連續 3 次空腹血糖 < 6.1 mmol/L，餐後 2 h 血糖 < 12.3 mmol/L，臨床症狀消失）11 例，占 34.37%；好轉（空腹及餐後血糖均較治療前降低，但未降至正常範圍，臨床症狀基本消失）16 例，占 50%；無效（症狀無改善，血糖不降低或降低幅度小）5 例。總有效率為 84.37%。

【經驗體會】糖尿病歷代中醫均認為陰虛燥熱是其主要證型，然陰虛涉陽，氣虛失運，燥熱灼津，津虧氣耗，遂使氣虛成為本病的主要樞機。氣虛無以運化和敷布精微物質，致使血糖化生受阻，留滯血中，以致血糖升高。氣為血帥，氣運則血行，氣虛則血澀不行，血液循行無力鼓動而成瘀滯。另外陰涉及陽，日久病損及陽，以致陰陽兩虛，陽虛者寒凝，本使粘滯的血行而成凝滯，更使血液瘀滯不行加劇，而成為瘀血，變為糖尿病的病理產物。正如《血證論・發渴》所言：「瘀血發渴者，以津液之生其根，出於腎水……有瘀血，則氣為血阻，不得上升，水津因不能隨氣上布。」瘀血的形成反過來又能阻礙津液的敷布而加重原有糖尿病的症狀，故《靈樞・五變》又說：「血脈不行，轉而為熱，熱則消肌膚，故為消癉。」近年來現代醫學從病理角度發現糖尿病可導致腎小球微血管病變；腎動脈硬化；胰島內毛細血管旁纖維組織增生及纖維化；微血管動脈硬化，微血管擴張，扭曲打結，微血管瘤出現。從血液生化及血液流變學的觀察發現其全血比粘度，血漿比粘度，紅細胞聚積，紅細胞壓積，膽固醇，甘油三脂均高於正常，血流緩慢；出現凝、聚、粘、濃狀態。所以筆者認為其瘀血貫穿於整個糖尿病的全過程。這從微觀上更進一步提供了臨床中使用活血化瘀法的理論依據。

活血化瘀法為主治療糖尿病，筆者以三棱莪朮為主，取其活血破血力強的特點且有行氣之功；配以桃仁、丹參、丹皮活血養血以加強莪棱之活血之一力；佐以生黃芪以健脾益氣活血，用生龍牡以制莪棱之破散之弊。諸藥合用其活血力強，且有補氣行氣之功，以效「氣為血帥」之意。諸途同歸使高血糖之血液瘀滯化解，血液之凝、粘、聚、濃狀態改善。同時以其活血之優可改善胰腎微血管的循環狀態，促進其血液循環流行速度，改善胰島細胞代謝狀態，促使胰島素細胞功能恢復，促進 β 細胞釋放和分泌胰島素，最終使血漿胰島素水平提高以

改善血漿胰島素的絕對和相對不足狀態。其結果使糖尿病之血糖下降最終達到治癒的目的。中醫先賢認為三棱、莪朮破血耗氣，但筆者認為只要其用量控制在 8 克以下不會造成出血，若佐以斂攝之龍牡會更安全的。

糖尿病的中醫病機錯綜複雜，雖然瘀血與糖尿病的發生發展有關，且貫穿於始終。但決不能以一概全。要認識致瘀血只是其病理變化之產物，並非是病由。與現代醫學相結合來看，糖尿病是因各種原因所致胰島素分泌的相對或絕對不足所致。所以其陰精不足乃為其本，陰虛及陽，氣虛是其樞機。當用此法治療，症狀改善血糖下降，則主要在於滋腎益氣填精，以期恢復正常的胰島分泌功能，從根本上恢復血糖的生化調節功能。

【資料來源】曹生有。〈莪棱消渴方為主治療糖尿病 32 例〉。《陝西中醫》，1997，(5): 195。

9.化瘀溫陽湯

【藥物組成】丹參 25 克，生芪 25 克，川芎 25 克，紅花 15 克，三棱 15 克，莪朮 15 克，當歸 15 克，川牛膝 15 克，杜仲 15 克，山藥 10 克，山萸肉 15 克，狗脊 15 克，寄生 15 克，巴戟 15 克。

【功效】活血化瘀，溫腎壯陽。

【適應症】瘀血陽虛糖尿病，主要表現為腰酸痛，神疲乏力，雙下肢尤甚，口乾不欲飲，尿頻，淋漓不斷，男子陽痿早洩，女子性慾低下伴陰道炎，月經有黑塊等，舌質紫暗，舌底靜脈怒張，肌膚甲錯，脈沉澀。

【用藥方法】1 劑／d，水煎服，療程 4～8 週。

【臨床療效】治療 35 例，基本治癒（空腹血糖 FRS ≦ 6.1 mmol/L，

甘油三脂 TG ≦ 1.7 mmol/L）10 例，占 29%；顯效（FRS ≦ 7.3 mmol/L，TG ≦ 1.8 mmol/L）14 例，占 40%；有效（FRS ≦ 9.0 mmol/L，TG ≦ 2.0 mmol/L，）8 例，占 23%；無效（檢測指標達不到上述標準，症狀改善或個別症狀改善但不足 1/3）3 例，占 8.5%。總有效率為 92%。

【經驗體會】筆者通過長期臨床觀察有部分糖尿病患者僅有血糖、尿糖升高而無「陰虛火旺」症狀，有很多患者表現為瘀血腎陽不足，並伴心腦血管微循環及神經病變。所以給予活血化瘀，補腎壯陽之法，臨床效佳。方中丹參、當歸、紅花活血養血；黃芪益氣降糖；三棱、莪朮、川芎、丹參有抗血小板凝聚，改善血糖；巴戟、杜仲、寄生、山藥補腎壯陽。諸藥合用，調整機體陰陽平衡，使氣血協調，相互為用，有利於病變的胰島組織恢復正常生理功能，促進和調節胰島素的正常分泌。值得注意的是很多人認為糖尿病的病機是「陰虛火旺」，這一觀點是很片面的，切不可投入大量苦寒及滋陰藥，否則適得其反。

【資料來源】于靖元。〈活血化瘀溫腎壯陽治療糖尿病 35 例臨床觀察〉。《時珍國藥研究》，1998，(2)：117。

10.活血湯

【藥物組成】鬼箭羽 40 克，丹參 30 克，赤芍 20 克，當歸 15 克，黃芪 20 克，石斛 20 克，黃精 15 克，仙靈脾 15 克，生地黃 20 克，山萸肉 15 克，何首烏 30 克。

【加減變化】胸脅脹滿加柴胡 15 克，枳殼 10 克；夜尿頻數加桑螵蛸 15 克，五味子 15 克；皮膚瘙癢加苦參 20 克，白鮮皮 15 克；五更泄瀉加補骨脂 15 克，肉豆蔻 15 克；耳鳴、耳聾加枸杞子 15 克，菊花 15 克；失眠健忘加遠志 15 克，炒棗仁 20 克，龍骨 20 克；高血壓病加夏枯草 20 克，鉤藤 15 克；冠心病加瓜蔞 40 克，三七 5 克；四肢

麻木刺痛者加雞血藤 20 克，絲瓜絡 15 克。

【功效】化瘀生津，平補陰陽。

【適應症】瘀血型非胰島素依賴型糖尿病。

【用藥方法】水煎服，每天 1 劑，日服 3 次，1 個月為 1 療程。服藥期間節飲食，遠肥甘，禁房事，忌惱怒、勞累及辛辣刺激之物。

【臨床療效】治療非胰島素依賴型糖尿病 50 例，治癒（症狀消失，實驗室檢查多次正常）15 例；好轉（主要症狀及有關實驗室檢查有改善）30 例；無效（症狀及實驗室檢查無變化）5 例。總有效率為 90%。

【經驗體會】一般認為此證多屬陰虛燥熱所致，病在肺、胃、腎，根據肺燥、胃熱、腎虛之不同情況，分別採用清熱潤肺，清胃養陰，滋陰補腎等法。其病情輕淺者，經過治療可以漸漸治癒。但也有不少病人久治無效，病情日漸加重。究其原因，主要由於過分偏於養陰潤燥而沒有抓住瘀血這一關鍵，糖尿病初起，確實陰虛為其本，燥熱為其標。蓋燥熱愈甚而陰愈虛，陰愈虛而燥熱愈盛，耗津灼津，使血液的濃度增加，消渴日久，陰損及陽，以致陰陽兩虛。陽虛則寒凝，亦可導致瘀血。故方中鬼箭羽、丹參、赤芍、當歸活血化瘀，通絡行氣，血行津液布則燥熱消，瘀化氣暢則陰液自生；黃芪益氣生津，敷布津液；石斛、黃精、生地、山萸肉養陰清熱，生津止渴；仙靈脾、何首烏溫腎扶陽。諸藥相伍，共奏化瘀生津，平補陰陽之力而痼疾癒。

【資料來源】姬雲海。〈活血湯治療非胰島素依賴型糖尿病 50 例〉。《吉林中醫藥》，1999，(1)：17。

11.複元活血湯

【藥物組成】柴胡 15 克，天花粉 15 克，當歸 10 克，紅花 10 克，穿山甲 10 克，大黃 10 克，丹參 20 克，山藥 20 克，白朮 15 克。

【加減變化】 對併發高脂血症者加葛根 30 克，白芍 12 克，山楂 10 克，郁金 10 克；併發腦血管病者加水蛭 10 克，地龍 10 克，白芍 12 克，山楂 10 克，郁金 10 克；併發腎病變者加車前子 10 克，黃芪 30 克，益母草 15 克，旱蓮草 15 克。

【功效】 活血祛瘀，疏肝通絡。

【適應症】 瘀血症 II 型糖尿病。

【用藥方法】 每日 1 劑，水煎服，並囑按糖尿病控制飲食及低脂飲食，忌冷飲，禁甜品。

【臨床療效】 治療 38 例，其中臨床治癒（症狀消失，空腹血糖 < 6.4 mmol/L，病情觀察穩定半年）24 例，占 63.2%；顯效（症狀明顯減輕或消失，空腹血糖 < 7.2 mmol/L，病情觀察穩定半年）12 例，占 31.6%；無效（症狀持續存在，空腹血糖持續 > 8.5 mmol/L）2 例，占 5.2%。總有效率為 94.8%。

【經驗體會】 臨床上一部分糖尿病病例「三多」之症不明顯，但伴有高脂血症、腦血管病變和微血管病變。表明該病能損害體內各個臟器和全身血管，導致動脈硬化，血粘度增高和血液循環障礙等，中醫認為是臟腑失調，氣血運行不暢，瘀血阻絡引起。筆者臨床觀察發現，糖尿病以中老年者居多，尤其是老年人，多數以體倦、胸悶、口乾納呆、失眠等來就醫，查空腹血糖才發現患糖尿病，此時臟腑功能虛弱，心脈失養，氣不行血，瘀血絡脈。複元活血湯為治跌打損傷，瘀血留於脅下，痛不可忍之方。筆者獨取本方之活血祛瘀，疏肝通絡之功，使瘀祛新生，氣行絡通，從而促進血液運行通暢，達到改善內分泌代謝紊亂，血糖隨之而下降的作用。

【資料來源】 周妙英。〈複元活血湯加味治療瘀血症 II 型糖尿病 38 例〉。《吉林中醫藥》，1999，(2)：13。

第九章　通治方與其他

1. 四對降糖藥

【藥物組成】黃芪 30 克，山藥 20 克，蒼朮 15 克，玄參 25 克，生地 20 克，熟地 15 克，丹參 20 克，葛根 15 克（兒童劑量酌減）。

【加減變化】口乾多飲明顯加石膏、知母、天花粉；消穀善饑明顯加石斛、葳蕤，重用熟地；皮膚瘙癢加白蒺藜、地膚子、當歸；少氣乏力加生曬參（研末）、黨參、太子參；血脂高加山楂、首烏、虎杖；血壓高加夏枯草、牛膝、地龍；眼底有改變加草決明、石決明、菊花；感染加金銀花、連翹、公英；神經病變加雞血藤、伸筋草；有腎臟病變加土茯苓、白花蛇舌草；血糖持續不降加地骨皮、枸杞子、烏梅；檢尿見酮體加黃連、黃芩、茯苓。

【功效】益氣養陰，活血化瘀。

【適應症】糖尿病。

【用藥方法】水煎服，日 1 劑，分 2 次溫服。

【臨床療效】治療糖尿病 46 例，其中近期治癒（停藥半年，三多症狀消失，空腹血糖在 130 mg% 以下，尿糖 "－" 或 "±"）19 例；好轉（三多症狀基本消失，血、尿糖均有下降，且較穩定）20 例；無效（治療 1 個月後，三多症狀無改善，血、尿糖不下降或降後不穩定）7 例。

【經驗體會】「四對降糖藥」係祝諶予教授在已故名醫施今墨先生運用「施氏藥對」中黃芪配山藥，蒼朮配玄參治療糖尿病的基礎上，

經數十年潛心研究，增加了「生地配熟地」，「丹參配葛根」二對，從而豐富發展成為「四對降糖藥」。本方以黃芪、山藥、蒼朮健脾益氣，以玄參、生地、熟地滋陰補腎，以丹參、葛根活血化瘀，共奏養陰益氣，培補先後天，活血化瘀之功。其中「四組」對藥，配伍嚴謹，偶合得宜，功效獨特，常可自立成方。四對藥合用，融調陰陽，益氣陰，濟剛柔，交動靜，衡燥濕於一爐，堪稱方中有方，相得益彰。本方滋而不膩，補而不壅，實為甘緩理虛，療治消渴之良方。筆者以此為基本方，臨床驗證，對降血脂、尿糖確有顯著療效。

【資料來源】劉大同等。〈祝諶予「四對降糖藥」治療糖尿病46例〉。《遼寧中醫雜誌》，1992, (8): 22。

2.三才降糖飲

【藥物組成】人參10克，天冬10克，生地15克，山藥30克，枸杞10克，元參30克，柴胡15克，丹參10克，澤瀉9克。

【加減變化】肝鬱型加香附10克，郁金10克；痰濕型加菖蒲10克，遠志10克；如血脂高者加用升降散（僵蠶、蟬衣、薑黃、熟軍，按4：1：3：2的比例，研末裝膠囊）；脾虛型加黃芪15克，白朮15克；陰虛肺燥型加麥冬10克，沙參10克；腎陽虛型加附子6克，肉桂3克；腎陰虛型加熟地15克；胃熱型加石膏30克，花粉10克；熱毒型加公英10克，連翹15克；血瘀型加紅花6克；腸燥型加大黃6克，肉蓯蓉15克。

【功效】益氣養陰，疏肝活血。

【適應症】糖尿病。

【用藥方法】每劑分3次水煎，三餐前半小時服用。痰濕型血脂高者加服升降散膠囊每次2粒，每日3次。

【臨床療效】38 例患者，口服藥時間最短為 25 天，最長為 120 天。其中良好控制（空腹血糖 < 100 mg/dL，餐後 2 h 血糖 < 150 mg/dL，24 h 尿糖 < 5 g/24 h）20 例；中等控制（空腹血糖 < 130 mg/dL，餐後 2 h 血糖 < 180 mg/dL，24 h 尿糖 < 15 g/24 h）18 例；無控制不良者。其中以痰濕型血脂增高者療效最好。

【經驗體會】現代醫學認為糖尿病是由於胰島素分泌絕對或相對不足，引起糖、脂肪、蛋白質和繼發的水、電解質紊亂，其症狀與中醫的消渴基本一致。對本病的認識，傳統多基於肺燥、胃熱、腎虛，治療亦多從潤肺、清胃、滋腎著手，然從臨床療效來看，有些病例卻實難取效。筆者通過臨床實踐，結合古人及現代諸家的經驗，又加疏肝、化痰、健脾、解毒、化瘀、通便六法。

中醫認為，臟腑經絡等組織器官均是氣的升降出入的場所，因此，氣的升降出入運動協調平衡，是機體生理功能正常的重要環節。而肝主疏泄，調暢氣機，脾主升，胃主降，為氣機升降的樞紐，因此，與肝脾兩臟關係較為密切。糖尿病患者，一經確診則心理負擔較重，求效心切，到處求醫問藥，結果欲速不達，反添憂思抑鬱，導致脾傷氣結，肝氣鬱結，氣機不調，病情加重，又增恐懼，傷及腎氣，腎氣不固，氣泄以下，遂使病情纏綿難癒。加之長期服藥，滋膩礙胃，苦寒傷脾，久病不愈，致脾運無力，水濕不運，或形盛氣弱，產生痰濕，由於陰虛燥熱，火熱熾盛，燥熱內結，營陰被灼，絡脈瘀阻，蘊毒成膿，發為瘡瘍腫毒，隨著病情發展氣隨津泄，而致氣虛，推動無力，或陰虛內熱，耗灼營血，或氣滯血行不暢，或陰損及陽，陽虛寒凝，或久病入絡均可致瘀血的產生。糖尿病患者，特別是老年患者，由於腎氣不足氣化失常，固攝無權，膀胱開合失度，加之小腸泌別清濁的功能異常，而致便秘，受「利小便實大便」之法啟示，反其法而用之，即「通大便固小便」驗之臨床，不僅可使多尿症狀改善，而且可使尿

糖減少甚至消失。

基於上述的病因病理正是由於肝鬱、痰濕、脾虛、毒盛、血瘀、腸燥加重了病情，增加了治療難度，所以在遣方組藥時，辨證辨病結合，主症兼症相參，並結合現代藥理研究，固定方劑配以分型加味，從而使本方具有降糖、降脂和防治併發症的作用。

【資料來源】段尚勤。〈三才降糖飲加味治療糖尿病臨床觀察〉。《中醫藥研究》，1993，⑶：22。

3.（劉氏）三消湯

【藥物組成】大生地 20 克，生山藥 30 克，天花粉 30 克，粉葛根 20 克，白僵蠶 12 克，紫丹參 20 克，參三七 10 克。

【加減變化】口渴引飲屬肺熱津傷加烏梅、黃芩；消穀善饑屬胃火灼津加石膏、川連；溲多如膏屬腎虛，相火亢盛加知母、黃柏；腎虛不固加桑螵蛸、五味子。

【功效】養陰生津，化痰活血。

【適應症】糖尿病。

【用藥方法】每次加水 500 mL，煎 3 次共計 600 毫升混和分 3 次服。每 30 天為 1 療程。血糖正常後將上藥研末，裝入空心膠囊，每日 3 次，每次 4～6 丸，長期服用以鞏固療效，並配合飲食控制。

【臨床療效】治療糖尿病 36 例，其中顯效（血糖降至 6 mmol/L 以內並穩定，病程長的重病例，血糖穩定在 6～8 mmol/L 左右）22 例，占 61.1%；有效（血糖下降 1 mmol/L 以上，症狀減輕）11 例，占 30.6%；無效（服藥 2 週血糖不降，症狀亦無明顯改善）3 例，占 8.3%。總有效率為 91.7%。

【經驗體會】消渴為病，雖有上、中、下三消之分，肺熱、胃燥、

腎虛之別，但臨床上「三多」症狀每多並見或互參，很難截然劃分，僅以某一症狀較為顯著而已。然而「三多」病根為一，正如《聖濟總錄》載「原其本為一，推其標為三」。消渴患者大多熱盛傷津，陰虛火旺，據此擬「三消湯」，方中為養陰生津清火之品，使機體陰陽得以平衡。消渴患者多數為肥胖女性，食多體肥，飲食不歸正化，水穀精微凝聚為痰，白僵蠶在這方面有獨特功效；丹參、參三七能祛瘀活血生新，能改善胰腺血循環，使胰島 β 細胞功能易於恢復。上方配合飲食控制，取得了較為滿意的療效。

　　【資料來源】劉杏鑫等。〈自擬「三消湯」治療糖尿病 36 例療效觀察〉。《四川中醫》，1993，⑽：29。

4.（薛氏）降糖飲

　　【藥物組成】生地、山藥、天花粉各 24 克，枸杞子、黃精、五味子、沙參各 15 克，旱蓮草、元參各 30 克，烏梅 12 克，西洋參 6 克。

　　【加減變化】燥熱煩渴者加黃芩、黃連、生石膏；多食者加玉竹、熟地；頭暈眼花者加菊花、何首烏、川芎；陽痿者加仙茅、仙靈脾；瘀血者加丹參；倦怠乏力、形體消瘦者加黃芪、菟絲子。

　　【功效】清肺熱，滋脾陰，健脾氣，益腎精。

　　【適應症】II型糖尿病。

　　【用藥方法】每日 1 劑，水煎分 3 次服。

　　【臨床療效】治療 42 例，其中顯效（症狀消失，空腹血糖降至正常或下降 2.8 ～ 4.48 mmol/L，空腹尿糖定性轉陰，24 h 尿糖定量降至 5 g 以下）29 例，占 69%；有效（症狀明顯減輕，空腹血糖下降 1.68 ～ 2.8 mmol/L 以上，空腹尿糖定性陽性者加號減少兩個，24 h 尿糖定量下降至 10 g 以下，或病情重者其絕對值較治療前下降 50% 以上）8 例，

占 19%；無效（症狀無改善，血糖和尿糖達不到以上標準者）5 例，占 12%。總有效率為 88%。

【經驗體會】糖尿病病因病機，歷代醫家多責於過食醇酒厚味及情志不暢、勞倦過度等因素，使積熱內蘊，導致肺胃燥熱，腎之氣陰兩虛而發病。筆者在臨床實踐中體會到，除上述病機外，脾氣與脾陰虧虛亦是糖尿病的主要病理基礎，關係到糖尿病的發生、發展與預後。糖尿病的各種病因都可直接或間接損傷脾胃，使脾失健運，不能敷布津液精微，致使機體氣虛陰虧而化燥。若脾氣虛而失於散精，津液不能上承於肺，肺燥陰虧則引水自救，故有口乾多飲；脾胃陰虛，不能營運周身，故肢倦乏力，肌肉酸軟；陰虛生內熱，故有善饑多食，但形體卻日漸消瘦。故治療應清肺熱，滋脾陰，健脾氣，益腎陰，筆者所擬降糖飲以沙參、花粉清肺生津；西洋參、黃芪健脾益氣；以黃精、山藥滋養脾胃之陰；用枸杞、旱蓮、生地、元參滋腎清熱；以五味子、烏梅則意在收澀斂精，並與其他甘味藥物共奏酸甘化陰之效。諸藥合用，標本兼得，配伍嚴謹，切合實用。臨床上，在此方基礎上可靈活加減，可用於各種類型的糖尿病。

【資料來源】薛立森。〈自擬降糖飲治療糖尿病 42 例療效觀察〉。《四川中醫》，1993, ⑽: 28。

5. （常氏）降糖飲

【藥物組成】黃芪、生地、知母、麥冬、枸杞子、山藥、五味子、玄參、山萸肉。

【加減變化】肺熱多飲加生石膏、黃芩；胃熱多食加石斛；陰虛明顯加地骨皮；浮腫蛋白尿加丹參；高血壓加鉤藤；眼底出血加用赤芍、丹皮；末梢神經炎加雞血藤、忍冬藤；尿中出現酮體加黃芩、黃柏。

【功效】滋陰補腎，益氣潤燥生津。

【適應症】II型糖尿病。

【用藥方法】每日 1 劑，分 2 次口服，每 1 個月為 1 療程，可連續服用 2 個月。

【臨床療效】治療 38 例，其中顯效（治療後症狀基本消失，空腹血糖＜ 7.2 mmol/L，尿糖陰性，或血糖較治療前下降 30% 以上）26 例，占 68.4%；有效（治療後症狀明顯改善，空腹血糖＜ 8.3 mmol/L，或血糖較治療前下降 10%）8 例，占 21%；無效（治療後症狀無明顯改善，血糖、尿糖下降未達到上述標準）4 例，占 10.6%。

【經驗體會】近年來對消渴病探討集中以陰虛、熱盛、氣虛、陽虛與瘀血 5 個方面，其中以陰虛為最主要，貫穿於疾病發展全過程。陰虛根源在氣虛，陰精生化無源，固攝無權所致。中醫認為腎為先天之本，元陰元陽所在，腎陰不足，陰虛火旺，可上灼肺胃經，致肺燥胃熱，故出現臨床上口渴、善饑、多尿、消瘦等三多一少症狀。因此治療中應以滋陰補腎為主，兼以益氣潤燥生津，達到標本兼治。方中黃芪、山藥益氣升陽；枸杞子、山萸肉滋陰填精為方中主藥，以治其本；生地、知母、麥冬、玄參清熱養陰，生津止渴；五味子滋腎生津。諸藥合用有明顯降糖作用。通過治療各種合併症逐漸得到改善，對病情遷延，反覆發作者除中西藥物治療外，應配合好飲食療法及保健體育療法，以鞏固提高療效。

【資料來源】常桂榮等。〈降糖飲治療糖尿病 38 例〉。《吉林中醫藥》，1995，(2)：16。

6.消渴甘露飲

【藥物組成】西洋參（另燉兌服）10 克，生黃芪 30 克，丹參15 克，生地、山藥、蒼朮、知母、天花粉、黃連各 20 克，五倍子粉（沖服）6 克。

【加減變化】多飲者加天冬、麥冬；多食者加生石膏，重用黃連；多尿者加覆盆子、仙靈脾；尿有酮體者重用生地、黃連、黃芪，加黃芩、竹葉；伴高血壓者加夏枯草、鉤藤；伴冠心病者重用丹參，加紅花、川芎；伴視力下降者加青葙子、穀精草；伴水腫、蛋白尿者加澤瀉、白花蛇舌草；伴末梢神經炎者加雞血藤、僵蠶；伴皮膚感染者加紫花地丁、連翹。

【功效】滋陰清熱。

【適應症】II型糖尿病。

【用藥方法】每日 1 劑，分 3 次服，3 個月為 1 療程。治療期間嚴格控制飲食，適當進行鍛煉。顯效後，將諸藥共研細末，每服 6 克，日 2 次。另用潼蒺藜 60 ～ 120 克泡水頻飲。

【臨床療效】根據衛生部 1988 年擬定的《新藥（中藥）治療消渴病（糖尿病）臨床研究指導原則》中的療效標準制定。30 例中，顯效 10 例，有效 15 例，無效 5 例，總有效率 83%。最短療程 42 天，最長療程 132 天，平均 92 天。

【經驗體會】糖尿病屬中醫「消渴」範疇，是本虛標實之證。筆者認為氣陰虛、燥熱淫、痰瘀阻是本病的主要病機，且三者互相影響，導致病情纏綿，久治不愈或滋生他病。基於此，自擬消渴甘露飲治療本證。方中西洋參、黃芪大補元氣；生地、山藥滋腎堅陰；知母、天花粉、黃連清熱生津；蒼朮、丹參祛濕化瘀；五倍子粉出自《世醫得

效方》，云其主治「消渴飲水」；潼蒺藜泡水頻飲係河西走廊民間驗方，用以治療消渴病。諸藥合用，標本兼顧，治療集滋陰、清化於一體，切合病機，故收效滿意。

【資料來源】金釗。〈消渴甘露飲治療II型糖尿病 30 例〉。《浙江中醫雜誌》，1995，⑽：441。

7.複方花葛飲

【藥物組成】花粉 30 克，葛根 15 克，蒼术 10 克，黃肉 6 克，五味子 10 克，川連 4 克，丹參 10 克，麥冬 9 克，鮮蘆根 30 克。

【加減變化】煩渴引飲，舌苔黃燥，脈洪大者加石膏；多食易饑，形體消瘦，大便秘結，苔黃脈滑實者加生地、牛膝、玄參；虛煩失眠，遺精，舌紅，脈細數者加龍骨、牡蠣、黃柏、知母、桑螵蛸；病程日久，小便數頻，混濁如膏，飲一溲一，腰膝酸軟，陽事不舉，舌淡脈細加附子、肉桂、鹿茸、覆盆子。

【功效】益氣養陰，生津止渴，清熱瀉火。

【適應症】糖尿病。

【用藥方法】水煎服，日 1 劑，分 2 次溫服。

【臨床療效】⑴療效標準顯效：症狀消失，空腹血糖在 6.0 mmol/L 以內，尿糖陰性；有效：臨床症狀明顯減輕或消失，空腹血糖及尿糖有所改善；無效：服藥 3 個月症狀和化驗檢查無明顯變化。⑵治療結果輕度 8 例，顯效 7 例，有效 1 例，總有效率 100%；中度 10 例，顯效 7 例，有效 1 例，無效 2 例，總有效率 80%；重度 3 例，顯效 1 例，有效 1 例，無效 1 例，總有效率 66%。

【經驗體會】糖尿病雖有三消之分，但其病機均與肺、胃、腎密切相關，以陰虛燥熱為其主要特點。現代醫學認為糖尿病係代謝分泌

疾病，可分為原發性、繼發性二大類，基本病理為絕對或相對胰島素
分泌不足所引起的紊亂，包括糖、蛋白質、脂肪、水和電解質等。其
特徵為血糖過高、糖尿、葡萄糖耐量減低及胰島素釋放試驗異常。自
擬複方花葛飲具有明顯的益氣養陰，生津止渴，清熱瀉火，益腎縮尿，
活血化瘀之功。本方對輕中度患者療效較佳。對全身功能的改善，降
低血糖、血脂，改善肝功能及心肌供血都有意義，對重度患者採用中
醫學和現代醫學相結合治療效果更好。

【資料來源】錢程鵬等。〈複方花葛飲治療糖尿病 21 例〉。《實用中醫內科雜誌》，
1996, (1): 26。

8. 加味芪六一湯

【藥物組成】黃芪 60 克，甘草、淮山藥各 10 克，生地黃、菟絲
子各 20 克，黃連 6 克，桑白皮、山茱萸各 15 克，丹參 40 克。

【加減變化】胸悶肢痛，手足麻木者加赤芍 15 克，雞血藤 30 克；
眩暈者加天麻 l0 克，葛根 15 克；腰膝酸軟者加枸杞子 12 克，桑寄生
15 克。

【功效】益氣養陰補腎、清熱活血降糖。

【適應症】II 型糖尿病。

【用藥方法】上藥頭煎加水 300 mL，煎 30 min，取汁 150 mL，
二煎如上法煎取 150 mL，兩次藥液混合，口服 2 次，1 劑 / d。全部病
例在治療期間不再加服或改用其他降糖的中西藥。其中有 3 例同時併
發冠心病、高血壓，且血壓高於 25.5/14.5 kPa 者，加服心痛定片
10 mg / 次，3 次 / d。注意控制飲食，忌食辛燥之品。30 天為 1 療程。
1 個療程結束，復查血糖、尿糖、糖化血紅蛋白、血脂及肝腎（肌酐、
尿素、氮）功能。

【臨床療效】治療II型糖尿病58例，其中治癒（糖尿病症狀基本消失，空腹血糖、餐後2 h血糖正常，24 h尿糖微量～ 10 g者）10例；好轉（糖尿病症狀大多消失或減輕，空腹血糖、餐後2 h血糖下降，但仍高於正常，24 h尿糖定量減少，大於10 g者）42例；無效（糖尿病症狀、空腹血糖、餐後2 h血糖及24 h尿糖定量均無改善者）6例。40例伴有高脂血症者，其中32例血脂分別有不同程度的下降。4例併發末梢神經炎者，其相應臨床症狀2例消失，2例減輕。10例併發冠心病者，臨床症狀均有不同程度的改善，其中6例心電圖亦有改善，4例無變化。8例併發高血壓者，5例血壓基本正常，3例血壓不穩，波動在20 ～ 25 / 11 ～ 13.5 kPa之間。58例經1個療程的治療，未發現有誘發或加重肝腎功能損害的情況。

【經驗體會】糖尿病屬消渴範疇，病機以氣陰虧虛、腎虛為本，燥熱、瘀血為標。筆者擬定益氣養陰補腎，清熱活血降糖之法治之，方中重用黃芪配淮山藥、生地黃、甘草以益氣養陰；山茱萸、菟絲子、淮山藥以補腎澀精，此乃治病求本之意，且杜絕燥熱、瘀血生成之源；黃連、桑白皮、丹參清熱瀉火、活血化瘀，使火降陰自復，血活津自生。

全方意在治本為先，標本同治，整體調節。消渴日久，必耗氣而形衰，故益氣之品必不可少。氣能生津又可載津，元氣傷則津陰無以生化敷布，此時若單純滋陰生津，實難奏效，必須參以補氣之品。重用黃芪，佐以益陰之品，「使陽升而陰應，自有雲行雨施之妙也」。許多學者通過臨床觀察，多種實驗室指標的測定，提出了糖尿病有瘀血存在，而且是其發生發展及出現多種併發症的重要原因。瘀血表現在糖尿病的整個病變過程中。方中重用丹參以活血祛瘀，使瘀化氣暢，陰液自生。運用本方治療II型糖尿病，具有降糖、降脂、降壓作用，且無肝腎損害及其他毒副反應。

【資料來源】鮑宜桂。〈芪六一湯加味治療II型糖尿病 58 例〉。《湖北中醫雜誌》，1997, (3): 17。

9.酸味愈消湯

【藥物組成】五味子 9 克，山茱萸 12 克，金櫻子、烏梅各 9 克，白芍 12 克，山楂 15 克，木瓜、五倍子各 6 克，黃芪 15 克，山藥 12 克，白朮 9 克，甘草 6 克。

【加減變化】氣虛顯著重用黃芪加黨參；陰虛顯著加玄參、天冬、麥冬；肝腎虧虛加枸杞子、巴戟天；熱偏重加知母、黃芩；口渴引飲加天花粉、蘆根；多食善饑加生地、黃精；視物模糊加枸杞子、菊花；手足麻木加川芎、當歸。

【功效】滋陰潤燥，柔肝健脾，補腎固攝。

【適應症】II型糖尿病。

【用藥方法】每日 1 劑，水煎 2 次，分 2 次服。2 個月為 1 療程。治療期間停用任何其他治療糖尿病的中西藥物。

【臨床療效】60 例治療前空腹血糖均值為 12.1 ± 47.2 mmol/L，治療後空腹血糖均值為 7.5 ± 2.9 mmol/L，治療後血糖明顯下降。其中治癒（症狀消失，實驗室檢查多次正常）13 例；好轉（主要症狀及有關實驗室檢查有改善）39 例；無效（症狀及實驗室檢查無變化）8 例。總有效率為 86.7%。

【經驗體會】糖尿病的主要病機是陰津虧損，燥熱偏盛，病變的主要部位是在肺、脾（胃）、腎，故有上、中、下三消之稱。筆者認為，糖尿病以脾胃功能失調最為重要。脾主運化，輸布精微，升清降濁，開竅於口，在味為甘，在體合肉。《素問・奇病論篇》謂，「有病口甘者，病名為何？何以得之？……此人必數食甘美而多肥也，肥者令人

內熱，甘者令人中滿，故其氣上溢，轉為消渴。」脾的運化功能減退，體內精微物質代謝紊亂，造成異常積聚，則為病理性產物，為甘濁之邪，可造成血糖升高而致糖尿病。近年來，糖尿病發病率明顯上升，這與人們的生活水平提高，飲食結構發生變化，高脂肪、高熱量食物攝入增加有關，這一現象，印證了過食肥甘致使脾胃運化失司與糖尿病的發生有密切關係。酸、苦、甘、辛、鹹是中藥的基本特性，是藥物作用的基礎，由於藥物的性味不同，其歸經和補瀉作用也各不相同，筆者提出酸勝甘治法的立法依據，是基於五行生克的理論，酸能克甘，用酸味的藥物可克制、消除體內的甘濁之邪，達到降低血糖和尿糖，改善糖尿病患者臨床症狀的目的。「酸味愈消湯」全方以酸味藥為主體，伍以甘味藥物，共奏酸甘化陰，滋陰潤燥，柔肝健脾，補腎固攝之功。實驗和臨床研究報導，方中五味子、山茱萸、五倍子、金櫻子等藥物有降糖作用；五味子、烏梅有生津止渴作用；山茱萸、五味子、金櫻子、五倍子有澀精縮尿作用；山楂有助脾健胃，消細膩食積作用；黃芪、山藥、白朮有補脾氣、助運化作用。實踐證明，本方對II型糖尿病患者有一定的降血糖作用，對減輕和消除口渴多飲，消穀善饑，尿頻量多等臨床症狀也有較好的療效。

【資料來源】朱德增等。〈酸勝甘法治療II型糖尿病 60 例〉。《遼寧中醫雜誌》，1998, ⑴: 24。

10. （王氏）三參湯

【藥物組成】人參 10 克，元參 30 克，丹參 30 克，黃精 24 克，生石膏 50 克，蒼朮 12 克，山藥 30 克，雞內金 30 克，天花粉 30 克，知母 20 克，澤瀉 20 克，葛根 30 克，金銀花 20 克，焦山楂 24 克。

【功效】滋陰降火，生津止渴，益氣健脾，活血化瘀。

【適應症】糖尿病。

【用藥方法】每日 1 劑，水煎早晚空腹溫服。10 天為 1 療程。

【經驗體會】消渴病病機特點是陰虧為本，肺燥胃熱為標，血瘀貫穿始終，常兼有氣虛之徵。三參湯立方謹守病機，標本兼顧，具有整體調節作用。方中人參大補元氣，生津止渴，元參、知母滋陰降火，知母兼有生津潤燥止渴之功，生石膏清瀉肺胃之熱，除煩止渴，人參、知母、生石膏三藥合用，協同增強降糖作用，天花粉、葛根、黃精伍以元參、知母共奏滋陰生津止渴之效；澤瀉性寒泄腎之熱，銀花甘寒清熱解毒而不傷陰，蒼朮辛苦溫，入脾胃二經，健脾燥濕，南宋·楊士瀛稱蒼朮有「斂脾精不禁，治小便漏濁不止」之功，配以山藥、焦山楂、雞內金強脾健胃，丹參養血活血，化瘀通絡。諸藥合用，使陰津足，虛火降，陰陽平衡，諸症自除。糖尿病病因複雜，病情多變，治療上應把握病機，整體治療。同時配合心理疏導，飲食控制，體育鍛煉，方能獲效。

【資料來源】王志英等。〈三參湯治療糖尿病的體會〉。《山西中醫》，1998，(2)：53。

11.降糖Ⅰ號方

【藥物組成】生地 30 克，黃連 10 克，白芍 15 克，天花粉 20 克，葛根 30 克，枸杞子 10 克，川芎 10 克，大黃 10 克，三七 3 克。

【功效】養陰生津，清熱潤燥，活血化瘀。

【適應症】Ⅱ型糖尿病。

【用藥方法】每日 1 劑水煎，2 次分服。治療 30 天為 1 療程。

【臨床療效】120 例患者治療 1 個療程後，臨床觀察可見空腹血糖呈階梯狀逐漸下降，且較穩定，無高胰島素血症。

【經驗體會】糖尿病因胰島素不足或相對不足（即胰島素抵抗性增加）引起糖耐量降低或血糖升高而發病。其病機特點多為陰虛燥熱，常累及陰陽氣血，久病致血脈瘀滯。現代醫學認為糖尿病患者血液常呈高凝狀態，與中醫病久絡瘀的觀點一致；據此當以養陰清熱、活血化瘀為法治療。中藥降糖Ⅰ號方以生地、白芍、花粉養陰；枸杞益陰；葛根生津；大黃、黃連清熱；川芎、三七活血化瘀。諸藥合用，共奏養陰生津，清熱潤燥，活血化瘀之功，故能收到降低血糖，改善血液流變學指標，減輕糖尿病臨床症狀的良好效果。

【資料來源】謝宜春等。〈降糖Ⅰ號治療糖尿病 120 例臨床研究〉。《實用中醫藥雜誌》，1998，(3): 17。

12.（張氏）降糖湯

【藥物組成】西洋參 6 克，黃芪 30 克，淮山 15 克，黃芩 15 克，生石膏 20 克，沙參 15 克，麥冬 15 克，黃精 30 克，桑螵蛸 15 克，花粉 15 克，黃連 6 克，田七 3 克。

【功效】清熱保津，益氣養陰，澀精化瘀。

【適應症】糖尿病。

【用藥方法】水煎服，日 1 劑。

【臨床療效】參照衛生部《新藥（中藥）治療消渴病（糖尿病）臨床研究指導原則》中療效標準，治療 87 例，顯效 53 例，占 60.9%；有效 23 例，占 26.4%；無效 11 例，占 12.6%。總有效率為 87.3%。

【經驗體會】糖尿病以多飲、多食、多尿、消瘦、或尿有甜味為特徵。其發病機理為燥熱傷陰，陰津虧耗，病理特點以陰虛為本，燥熱為標，互為因果。自擬降糖湯既能清熱瀉火，養陰生津，又能健脾益氣，滋陰補腎。本方融人參白虎湯、三黃瀉心湯、沙參麥冬飲為一

方。方中人參、黃芪、淮山健脾益氣；黃芩、黃連、生石膏清熱瀉火；沙參、麥冬、黃精、花粉養陰生津；桑螵蛸澀精縮尿；田七活血化瘀。

【資料來源】張新基。〈降糖湯治療糖尿病 87 例臨床觀察〉。《湖南中醫雜誌》，1998,（5）：14。

13.葛根參杞湯

【藥物組成】葛根、枸杞子各 25 克，赤參 15 克。

【加減變化】若合併冠心病者加黃芪、琥珀、三七、丹參、龍齒；合併高血壓者加夏枯草、菊花、鉤藤、生地黃、羚羊角；合併肺結核者加百部、百合、功勞葉、鱉甲、知母。

【功效】益氣養陰生津。

【適應症】糖尿病。

【用藥方法】每日 1 劑，水煎 2 次，取汁 400 mL，早飯前、晚飯後各服 200 mL，2 個月為 1 療程。治療期間，根據病人平時活動量，飲食習慣，女性一般每日主食為 8 兩左右，男性 7 兩左右，重體力者 8 兩左右，副食適當控制，忌食辛辣、滋膩之物。

【臨床療效】40 例患者用藥 1 個療程後，痊癒（臨床症狀消失、空腹血糖低於 6 mmol/L，24 小時四段尿糖定性為陰性）30 例，占 75％；好轉（空腹血糖較用藥前下降，「三多」症狀明顯好轉，尿糖定量減少）8 例，占 20％；無效（用藥 1 個療程後症狀及血糖、尿糖無改變）2 例，占 5％。

【經驗體會】古今醫家對糖尿病病因、病理論述甚詳，中醫多認為肺、胃、腎三臟之陰受損是本病形成的關鍵，雖有上、中、下三消之分，肺熱、胃熱、腎虛之別。然筆者臨床發現，葛根、赤參、枸杞子用於該證，藥到病除，故命名為自擬葛根參杞湯。經藥理研究，方

中葛根、枸杞子含有胍類衍生物，具有較強的降糖作用，赤參含有蛋白質合成促進因素而使血糖降低，三藥合用，臨證加味，用於糖尿病可獲良效。

【資料來源】朱敏等。〈自擬葛根參杞湯治療糖尿病 40 例〉。《中醫藥資訊》，1999，(5)：25。

14. 參雞甯湯

【藥物組成】太子參 30 克，雞血藤 30 克，黃芪 30 克，山藥 30 克，玄參 25 克，丹參 20 克，天花粉 20 克，益母草 15 克，蒼朮 15 克，山茱萸 15 克，熟地黃 15 克，烏梅 12 克。

【加減變化】陰虛燥熱甚去蒼朮，加白毛藤、麥冬；氣虛甚加黨參、白朮；腎虛甚加二至丸；痰濁甚加半夏、川貝母；濕甚加薏苡仁。

【功效】益氣養陰、生津潤燥、健脾滋腎、活血祛瘀、化痰祛濁。

【適應症】II 型糖尿病。

【用藥方法】每天 1 劑。先用冷水浸泡藥物 20 min，沸後文火煎 30 min；複煎，取兩次煎液混勻後分早、中、晚 3 次溫服。

【臨床療效】125 例，顯效（空腹血糖＜ 6.1 mmol/L，餐後 2 h 血糖＜ 8.3 mmol/L）92 例；有效（症狀基本消失，空腹血糖＜ 8.3 mmol/L，餐後 2 h 血糖＜ 11.1 mmol/L）25 例；無效（症狀及實驗室檢查無變化，或病情加重）8 例。顯效率 73.6%，總有效率 93.6%。

【經驗體會】筆者臨床觀察發現，糖尿病多係本虛標實證，其標為瘀血和痰濁，其本則見於陰虛（肺、胃、腎）和氣虛（肺、脾、腎）。本病中，瘀血既是「標」，但產生瘀血後又加重病情，亦屬病變之「本」。根據現代醫學研究，II 型糖尿病者常出現胰島內毛細血管的纖維化，血液粘度增高，紅細胞聚集增強，血小板對血管壁粘附及聚集性增強，

凝血因素、纖維蛋白原增高等瘀血病理改變。本組病例臨床見肢體麻木、唇紫舌暗、舌邊瘀點或瘀斑、舌下脈絡瘀曲、脈細澀等瘀血證特徵。因此瘀血是本病發病的重要病機，也是治療中取得遠期療效的關鍵所在。

　　針對本病本虛標實的特性，確立扶正祛邪、標本兼治的治療原則，運用自擬參雞甯湯治療。方中太子參益氣養陰、生津潤燥，雞血藤活血通絡，兩藥扶正祛邪，標本兼治，共為主藥；輔以黃芪、山藥、蒼朮益氣健脾、祛濕化痰濁，助太子參益氣之功；玄參、天花粉養陰清熱；烏梅生津止渴，助太子參生津潤燥之功；丹參、益母草活血祛瘀，助雞血藤活血通絡之力；山茱萸、熟地黃滋腎填精。現代藥理研究表明：丹參、蒼朮、玄參、烏梅、天花粉、山茱萸、熟地黃、山藥等具有降血糖作用。

　　【資料來源】蘭啟防。〈自擬參雞甯湯治療II型糖尿病療效觀察〉。《廣西中醫藥》，2000，⑷：25。

15.加味白虎人參湯

　　【藥物組成】生石膏 30 克，北沙參 20 克，知母 5 克，忍冬藤 30 克，玉竹 10 克，黃柏 6 克，蒼朮 10 克，玄參 15 克，生地 20 克。

　　【功效】清胃生津，益氣養陰。

　　【適應症】胃熱型糖尿病，症見多飲，多食，多尿，消瘦或虛胖，口燥，唇乾，咽乾，口渴多飲喜冷飲，消穀善饑，胃脘灼熱，心煩易怒，乾咳少痰，痰少而粘，皮膚瘙癢，皮膚起風疹（塊），尿黃量多，大便乾燥，舌紅少苔或黃燥苔，脈洪數或滑數。

　　【用藥方法】上藥共焙乾研極細末，水泛為丸，山楂粉炭末，包衣，打光乾燥，按中成藥質量控制標準製成小丸。每次服 6 克，每日

3 次，30 天為 1 療程。

【臨床療效】128 例患者經加味白虎人參湯治療，結果近期治癒 39 例，占 30.47%；顯效 16 例，占 12.50%；有效 56 例，占 43.75%；無效 17 例，占 13.28%。總有效率為 86.72%。本方除有顯著降糖效果外，對臨床出現的口渴冷飲，唇乾咽燥，消穀善饑，胃脘灼熱等一派胃熱症狀有明顯的改善。

【經驗體會】加味白虎人參湯對胃熱型糖尿病的治療重在清胃生津，益氣養陰。「清胃」以石膏、知母為主，加忍冬藤、黃柏增強清熱瀉火作用，實驗證明忍冬藤的降糖作用非常顯著；「生津」以北沙參替代人參，加玉竹，元參其生津作用更強，藥理實驗亦證明北沙參、玉竹的降糖效果很好，重用生地黃養陰，對胃熱熾盛，腎陰虧乏有生津養陰雙重作用，其降糖作用明顯。

【資料來源】吳仕九等.〈加味白虎人參湯治療胃熱型糖尿病的臨床與實驗研究〉。《河南中醫》，1994, (5): 266。

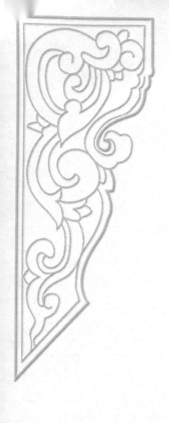

下 篇

針灸療法

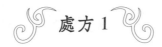

處方 1

【取穴】足三里（雙）、三陰交（雙）、曲池（雙）、腎俞、氣海。口渴甚加支溝；善食易饑加中脘配天樞；多尿加關元。

【操作方法】針刺用輕幅度的撚轉，達到酸、麻、脹、痛感覺，留針 30 分鐘。配合灸法，每穴灸 5 分鐘，每日 1 次，1 個月為 1 療程。

【臨床療效】246 例患者，經針灸治療，顯效（臨床症狀消失，空腹血糖基本正常，尿糖檢查陰性或 24 h 尿糖定量陰性或者 ≤ 5克）154 例，占 62.6%；其中治療 1 個療程者 34 例，2 個療程者 70 例，3 個療程者 44 例，4 個療程者 6 例。有效（空腹血糖下降 5% 左右，尿糖定量減少原有的 6%，臨床症狀明顯好轉）83 例，占 32.7%；其中治療 1 個療程者 38 例，2 個療程者 31 例，3 個療程者 10 例，4 個療程者 4 例。無效（治療 1 個療程，尿糖、血糖無改變）9 例，占 3.7%。總有效率為 95.3%。治療 1 個療程後尿糖轉陰者 90 例，2 個療程後轉陰者 15 例，3 個療程後轉陰者 9 例。

【經驗體會】糖尿病目前服西藥效果不佳，採取針灸有直接促進胰島 β 細胞的恢復，調節胰島神經功能。方中足三里配三陰交，調解脾胃，以生津液之功能，補腎氣之不足，兩穴相配具有降尿糖的作用。曲池配氣海，具有旺盛全身之機能，取氣海穴，主一身之氣，固攝充腎氣，兩穴相配具有降血糖之作用。從臨床觀察而證實兩穴相配，降血糖和尿糖。中脘疏通胃氣，配支溝穴生津潤腸，關元培元補氣。

【資料來源】朱秀鋒。〈針灸治療糖尿病 246 例臨床觀察〉。《中國針灸》，1991，(1)：5。

處方 2

【取穴】右耳取內分泌、肺、胃、胰、緣中、腎上腺、渴點，左耳取內分泌、肺、脾、腎、三焦、屏尖、肌點。

【操作方法】用 30 號 1 吋不銹鋼毫針緩慢進針，得氣後留針 1 小時，半小時撚針 1 次，每次針單側，兩耳交替。隔日 1 次，1 個月為 1 療程。

【臨床療效】86 例患者經 1～3 個月的治療，近癒（空腹血糖恢復正常）35 例，占 40.7%；顯效（血糖較治療前下降 3 mmol/L 以上）28 例，占 32.6%；進步（血糖下降不足 3 mmol/L，自覺症狀改善）19例，占 22.0%；無效（各項指標無改善）4 例，占 4.7%。總有效率為 95.3%。

【經驗體會】本病責之於肺、脾、腎三臟。耳穴是體表、臟腑相關聯的反應點，選相應的耳穴施針，達到健脾、益肺、溫腎固攝之目的。

【資料來源】劉岩紅等。〈耳針治療糖尿病 86 例〉。《中國針灸》，1993，(1)：7。

處方 3

【取穴】雙側肺俞、脾俞、腎俞。

【操作方法】用 3 吋不銹鋼毫針平刺，進針得氣後，施平補平瀉，留針 20 分鐘，日 1 次，4 週為 1 療程。

【臨床療效】治療 80 例，其中臨床治癒（空腹血糖、尿糖、糖化白蛋白均恢復正常）26 例，占 32.5%；顯效（空腹血糖較治療前下降 3 ～ 5 mmol/L 以上；尿糖 "＋" ～ "＋＋"；糖化白蛋白較治療前下降 2 ～ 4%）36 例，占 45%；進步（空腹血糖下降不足 3 mmol/L；尿糖 "＋＋" ～ "＋＋＋"；糖化白蛋白下降不足 2%）14 例，占 17.5%；無效（各項指標無改變）4 例，占 5%。總有效率為 95%。

【經驗體會】糖尿病是由於各種原因所致胰島素分泌及代謝障礙的內分泌疾病。臨床上主要表現為煩渴、多飲、多尿、多食、消瘦等，且常併發心腦血管病變（冠心病、心梗，缺血性或出血性腦血管病等）、腎病變、眼部病變、神經病變、皮膚病變及感染等疾患。此外，也有一部分人無上述症狀，僅在體檢或出現合併症時被發現。因此，治療糖尿病的關鍵在於促進胰島功能的改善，促進恢復其生物活性，提高及改善細胞對胰島素的利用率。糖尿病在中醫學屬於消渴範疇，並有上、中、下三消之分。肺主治節為水之上源，肺燥陰虛，津液失布；脾虛失運而有胃納亢進之多飲多食，脾無以生化水穀精微以充養周身；腎乃為先天之本，津液之源，本源虧竭而發為消渴。綜上所述，筆者選擇了背部足太陽膀胱經穴中的肺、脾、腎三俞作為治療糖尿病針灸之穴位，並取得預期效果。

【資料來源】曲齊生。〈針刺背俞穴治療非胰島素依賴型糖尿病的臨床研究〉。《針灸臨床雜誌》，1996，(3)：20。

處方 4

【取穴】腎俞（雙）、關元、足三里（雙）、三陰交（雙）。

【操作方法】患者取側臥位，用平補平瀉手法，得氣後留針 30 分鐘，取針後每穴再灸 10 分鐘。每天 1 次，10 天為 1 療程，治療 3 個療程後總結近期療效。治療期間觀察血糖、尿糖的變化情況。

【臨床療效】治療 II 型糖尿病 25 例，其中顯效（自覺症狀明顯改善，血糖降到正常水平，尿糖轉陰）20 例，占 80%；有效（自覺症狀有所減輕，血糖、尿糖有所降低）3 例，占 12%；無效（自覺症狀無減輕，血糖、尿糖無變化）2 例，占 8%。總有效率為 92%。

【經驗體會】II 型糖尿病均為中老年發病，腎氣虧損是其根本，在取穴時以固攝腎氣為主，故選腎俞穴，此穴《千金》曰：「消渴，小便數，灸腎俞二處三十壯」。關元穴為「三陰任脈之會，言元氣之關會也」。二穴為主穴，可固攝腎氣、培元補氣；配足三里、三陰交調脾胃生津液。經過筆者臨床觀察，針灸有明顯的降血糖、降尿糖作用，對患者的自覺症狀有明顯的改善作用。患者出院後囑每日灸上述穴位，每穴 15 分鐘。其中 16 例每月復查 1 次，追蹤半年，其血糖、尿糖均在正常範圍。與口服降糖藥比較，即使不針刺，單純用灸也可使血糖、尿糖維持在正常水平。本法方法簡單，無毒副作用，病人易於掌握，停針後不會出現反跳現象，有較好的臨床效果。

【資料來源】宋立軍。〈針灸治療 II 型糖尿病 25 例〉。《中國針灸》，1996，⑺：56。

處方 5

【取穴】主穴：關元、下巨虛、別濁平（筆者經驗穴，在上巨虛下 1 吋）。配穴：上消加少商，中消加中脘，下消加太溪。

【操作方法】各穴常規消毒，關元快速進針 0.5 吋，得氣後，行撚轉補法。下巨虛垂直進針 1.2 吋，得氣後，大拇指向前、食指向後撚至最大限度留針。別濁平同下巨虛。少商進針 0.2 吋後不施手法。中脘針尖方向向下進針 1.5 吋，得氣後，行撚轉補法。太溪進針達人部得氣後，行九六補瀉法之補法，即拇指向前撚針重，拇指向後撚針輕，撚針 9 次後留針。每 10 分鐘重複上述手法 1 次，30 分鐘後起針，速按針孔。針刺每日 1 次，2 週為 1 療程。治療期間不加任何西藥治療，也不需限制飲食。

【臨床療效】73 例患者，治癒（臨床症狀消失，空腹血糖 3.8 ～ 6.7 mmol/L，隨訪半年未復發）31 例，占 42.5%；顯效（臨床症狀明顯減輕，血糖有不同程度下降，未達正常範圍）41 例，占 56.1%；無效（治療 3 個療程，症狀未減輕，血糖未下降，甚至增高者）1 例，占 1.4%。總有效率為 98.6%。

【經驗體會】《素問·靈蘭秘典論》曰：「小腸者，受盛之官，化物出焉。」說明小腸泌別清濁的功能在水穀化精微過程中，把「清」的部分（水穀精微）吸收後通過脾運化到全身各部，「濁」的部分下注大腸或滲出膀胱為大小便。據此，糖尿病應與小腸泌別清濁有關，乃因升清降濁兩個過程不能正常進行而致。筆者以與小腸有關的關元、下巨虛、別濁平為主穴治療糖尿病，取得了滿意的效果。關元穴是小腸之氣結聚於腹部之募穴，有加強泌別清濁的功能；下巨虛為小腸和足陽明經巨虛脈相通之下合穴，具有清熱調腸的作用；別濁平為筆者的

經驗穴，具有調理腸腑、升清降濁的作用。三穴配伍，作用相輔相成，從而達到治療本病的目的。上消加肺經井穴少商，能清肺熱，利咽喉；中消加腑會之中脘，可清胃瀉火，化濕消滯；下消加腎經輸原穴太溪，以益腎降火。上述胸穴配伍，施行恰當的針刺手法，可以達到調整小腸泌別清濁的功能，從而達到治療糖尿病的目的。

　　【資料來源】張躍平等。〈針刺治療II型糖尿病 73 例臨床觀察〉。《中國針灸》，1997，(11)：673。

處方 6

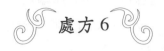

【取穴】體穴：大椎、合谷、足三里、三陰交、複溜、腎俞、脾俞、肝俞；耳穴：胰、肝、內分泌、脾、渴點、心、口、腎、下屏尖；合併高血壓者加降壓溝；合併腹瀉或便秘加直腸下段；合併有兩目乾澀者加眼穴。

【操作方法】體穴：平補平瀉，針刺得氣後留針 30 分鐘，每隔 15 分鐘行針 1 次。每日或隔日針灸 1 次。耳穴：耳部常規消毒，將撳針每次按在 6～9 個穴位上，用麝香壯骨膏固定，每 1 週換針 1 次，兩耳交替。病情屬輕度者，可停止原有治療，單純針灸。對病情屬中度以上者，可酌情減少或維持原有藥物治療。撳針及體針均以 30 天為 1 療程。

【臨床療效】經 1～3 個療程的治療，178 例患者顯效（治療後症狀基本消失，空腹血糖＜130 mg/dL，尿糖為陰性，或血糖較治療前下降 30% 以上）86 例，占 48.3%（輕度 56 例，中度 27 例，重度 3 例）；有效（治療後症狀明顯改善，空腹血糖＜150 mg/dL，或血糖較治療前下降 10% 以上）83 例，占 46.6%（輕度 38 例，中度 26 例，重度 19 例）；無效（治療後症狀無明顯改善，血糖、尿糖下降未達上述標準者）9 例，占 5.1%（中度 3 例，重度 6 例）。總有效率為 94.9%。

【經驗體會】糖尿病屬中醫的消渴病範圍，其病機為本虛標實，故治以補虛瀉實。針刺腎俞、脾俞、肝俞乃為背陽之穴，從陽引陰，使陰生而燥熱除。足三里、三陰交、複溜健脾滋肝，益腎活血。大椎、合谷瀉熱理氣。撳針耳壓諸穴可調節脾胃，益腎生津，清熱除煩。用麝香壯骨膏固定，可增強穴位的刺激，兩耳交替可持續刺激調節機體的內分泌，以補充體針停針時之不足。長期臨床觀察，針灸治療II型

糖尿病（特別是輕型），對降低血糖、尿糖及改善症狀、減緩併發症方面療效較為明顯，且無毒副作用，可為輕型糖尿病人的首選療法。中、重型病人可配合中西藥共同治療。

【資料來源】周潮等。〈撳針及體針並用治療II型糖尿病 178 例〉。《中國針灸》，1998，⑴：38。

海峽兩岸中醫學界的空前巨獻

集合北京、山東、上海、江西、成都各中醫藥大學及國立臺灣大學、元培科學技術學院多位學者共同策畫編寫

★現代中醫論叢★

【臨床診斷類】

骨刺中醫論治、中風中醫論治、男科中醫論治、腎炎中醫論治、血液病中醫論治、胃、十二指腸潰瘍中醫論治、不孕不育症中醫論治、糖尿病中醫論治、哮喘中醫論治……等

為推動中醫藥運用，造福廣大患者，分類收錄當代各病症內服、外敷、熏洗、離子導入、針灸療法之名方、驗方、有效良方，並依症狀臚列方藥組成，不僅條理層次分明、內容詳實，更便利讀者查閱應用。

【基礎理論類】

中醫基礎理論學、中醫診斷學……等

介紹中醫學理論體系的重要專業基礎和入門課程，包括中醫理論體系的形成和發展，陰陽五行、藏象、氣血津液、經絡、病因病機等重要基本學說，診察病情、辨別證候的基礎理論知識和技能，中醫診療及防治原則等。

【病案討論類】

當代中醫婦科奇症精粹……等

依各類病症收錄作者留心積累之典型案例，並精選著名中醫書刊奇症驗案效方，每類皆先論理再列治法、方藥、驗案，最後以按語注釋闡明個人觀點體會，搜羅廣泛，嚴謹詳實。

【療法應用類】

夾脊穴臨床應用……等

博採各類刊物研究精華，結合作者臨床運用的切身體會加以整理，除詳述各種療法治應之範圍與原則、規律與機理，闡述病因、臨床症狀、診斷要點，並附有典型病例與臨床有效例數的報導，對臨床運用頗有裨益。